LES

ORIGINES ANIMALES DE L'HOMME

TRAVAUX DU MÊME AUTEUR

VIENT DE PARAITRE :

Ontologie et Psychologie physiologique, *Études critiques*. 1 vol. in-18 de 360 pages. Prix .... 4 fr.

Essais de Physiologie philosophique. 1 vol. in-8 de 600 pages avec figures. Paris, 1866. Prix .... 8 fr.

Electro-dynamisme vital. 1 vol. in-8 de 400 pages. Paris, 1855 sous le pseudonyme de *Philips*). *Épuisé*. Prix .... 7 fr.

La Philosophie physiologique et médicale à l'Académie de Médecine. 1 vol. in-8. Paris, 1869. Prix .... 3 fr.

Cours théorique et pratique de Braidisme. 1 vol. in 8. Paris, 1860 (sous le pseudonyme de *Philips*). Prix .... 3 fr. 50

De l'influence des milieux sur les caractères de race chez l'Homme et les Animaux. In-8, Paris, 1868. Prix .... 1 fr.

De l'hérédité dans l'épilepsie. Paris, 1868. 1 feuille. Prix .... 50 c.

CORBEIL, typ. et stér. de CRÉTÉ FILS.

LES

ORIGINES ANIMALES DE L'HOMME

ÉCLAIRÉES PAR

LA PHYSIOLOGIE ET L'ANATOMIE

COMPARATIVES

PAR

LE Dr J. P. DURAND (DE GROS)

MEMBRE DE LA SOCIÉTÉ D'ANTHROPOLOGIE DE PARIS

AUTEUR DES *Essais de Physiologie philosophique*, ETC.

Ouvrage illustré de 42 figures gravées sur bois et intercalées dans le texte

PARIS

LIBRAIRIE GERMER BAILLIÈRE

17, RUE DE L'ÉCOLE-DE-MÉDECINE

1871

AVERTISSEMENT

Nous offrons ici au public savant une nouvelle série d'études déjà communiquées pour la plupart à la Société d'Anthropologie de Paris. Cette publication s'adresse aux naturalistes philosophes, et l'auteur ose espérer qu'ils la jugeront digne de leur intérêt et de leur patronage.

Deux sujets principaux sont traités dans notre écrit.

Le *premier* est ce que nous avons nommé le *polyzoïsme*; c'est la thèse, formulée et développée par nous depuis vingt ans, de l'identité fondamentale d'organisation entre les invertébrés et les vertébrés, le corps de ceux-ci étant constitué, suivant nous, de même que le corps de ceux-là, par une collection de véritables unités animales entières et distinctes.

Le *second* est la formation naturelle des espèces. Vivement frappé des travaux de Darwin, nous avons cherché un contrôle rigoureux de sa doctrine dans des études d'anatomie comparative instituées sur un plan nouveau; le résultat de ces recherches a été de nous révéler tout un ordre de faits d'organisation restés jusqu'à ce jour inconnus des zoologistes, et de nous permettre, croyons-nous, d'étendre et de consolider dans ses bases un grand principe d'histoire naturelle dont la conception première appartient au génie français.

Afin de rendre nos démonstrations plus claires et plus probantes, nous les avons accompagnées de quarante-deux figures gravées sur bois et intercalées dans le texte. Ces gravures, presque toutes originales (1), ont été exécutées sur des photographies ou des dessins d'après nature dus à M. Vien de Mont-Orient, l'habile et consciencieux artiste auquel la Société d'Anthropologie de Paris a confié l'illustration de ses publications. Plusieurs des pièces d'anatomie humaine ou zoologique qui ont servi de modèle pour nos figures, nous ont été obligeamment communiquées par M. Vasseur, naturaliste préparateur, à Paris, dont les riches collections, installées rue de l'École-de-Médecine et rue Racine, comblent plus d'une lacune que l'on déplore dans les galeries de l'État.

Ajoutons un mot pour nous excuser de venir réclamer l'attention du lecteur français pour un écrit scientifique, dans ces moments où la France, accablée de maux, est tout entière aux deuils de la guerre étrangère et de la guerre civile.

(1) Par une omission involontaire, nous avons négligé d'indiquer dans le texte que les figures de Tortues portant les nos 5, 6, 7, 8, sont reproduites de deux ouvrages étrangers, dont l'un est l'*American Erpetology*, de John Edward Holbrook, et l'autre une iconographie zoologique du Musée Britannique, dont le titre et le nom de l'auteur nous échappent en ce moment.

Pauvre France, patrie bien-aimée ! tes malheurs ne sont-ils pas le fruit de ton ignorance? et si un peuple, jusqu'alors dédaigné, vient de te précipiter tout à coup, les armes à la main, dans une humiliation si cruelle, n'est-ce donc point parce que ce même peuple t'avait vaincue déjà, et depuis longtemps, dans les régions sereines de la pensée, sur les champs de bataille du savoir...?

ERRATA

Page 41, dernière ligne, *au lieu de :* l'a fait naître, *lisez :* l'a faite naître.

Page 43, avant-dernière ligne, *au lieu de :* le fer et le marteau n'y ont pas touché, *lisez :* le fer et le marteau n'y ont touché.

Page 58, 3ᵉ alinéa, 3ᵉ ligne, *au lieu de :* Lamentin, *lisez :* Lamantin.

Page 64, 16ᵉ ligne, *au lieu de :* distingue, *lisez :* qui distingue.

Page 92, dernier alinéa, *au lieu de :* les Tortues exceptées se mouvant sur terre, *lisez :* les Tortues se mouvant sur terre exceptées.

Page 94, note, *au lieu de :* Enoliosauriens, *lisez :* Enaliosauriens.

LES

ORIGINES ANIMALES DE L'HOMME

ÉCLAIRÉES PAR

LA PHYSIOLOGIE ET L'ANATOMIE

COMPARATIVES

PREMIÈRE PARTIE

LE POLYZOÏSME

E pluribus unum.

I

LA PLURALITÉ ANIMALE DANS L'HOMME

(LECTURE)

Messieurs,

L'Homme, pour se connaître bien soi-même, doit connaître les autres Animaux. Ceci est une vérité désormais acquise, et devant cette réunion, plus que partout ailleurs, il serait superflu de la démontrer. Nous le savons tous, l'organisation humaine se retrouve dans l'organisation des autres espèces à l'état de rudiments et de fractions, à l'état de menue monnaie, pour ainsi dire ; et de là cette heureuse conséquence, que beaucoup de problèmes anthropologiques dont aucune analyse directe ne saurait venir à bout, tant les éléments en sont complexes et solidaires, se résolvent tout à coup et d'eux-mêmes, une fois ramenés aux formules simples de l'animalité inférieure.

Ainsi, le développement de l'anthropologie se trouve lié par une dépendance étroite au développement de la biologie comparative : nous devons donc seconder les progrès de celle-ci. Anthropologistes, nous devons nous appliquer surtout à la débarrasser de ses entraves, afin que notre science puisse à son tour prendre un libre essor.

Et, en effet, l'étude des affinités et des analogies biologiques diverses qui unissent l'homme au reste des animaux n'a avancé jusqu'ici qu'en se débattant contre les entraves du préjugé. Je veux parler de ces opinions préétablies sur la nature de notre être, qui, profondément implantées dans nos cerveaux et dans nos cœurs, dans nos mœurs, nos institutions et les intérêts de la vie, opposent une résistance obstinée quand la science positive, dont elles avaient pris la place, vient un jour les déranger. Ces superstitions anthropologiques, auxquelles le savant n'est guère moins assujetti que l'ignorant, et dont le philosophe rationaliste n'est pas toujours plus exempt que le théologien, ont tout d'abord combattu la pensée de rapprocher toutes les formes inférieures de la vie entre elles pour les comparer à celle qu'elle revêt en nous ; puis, elles ont fait tous leurs efforts pour obscurcir et neutraliser les lumières qui s'étaient dégagées de ce parallèle.

Rien nous semble-t-il aujourd'hui plus déraisonnable, plus manifestement contraire à la logique et à l'observation, que de soutenir, d'une part, que notre cerveau a pour toute fin et tout office de servir d'instrument au sentiment et à la pensée, et, d'autre part, que ces facultés sont étrangères absolument au cerveau de l'animal, tout en reconnaissant pourtant que l'un et l'autre cerveau, que tous les cerveaux. sont histologiquement, organologiquement et physiologiquement semblables ? Et néanmoins le *pur automatisme des bêtes* a été professé par l'histoire naturelle comme un axiome des moins contestables, jusque dans ces derniers temps.

Ce préjugé scientifique ne pouvait pas être sans conséquence pour le progrès de l'anthropologie. Quelle fut cette conséquence? Ce fut, on le devine, de rétrécir et d'enrayer l'étude positive de l'homme mental, en privant cette étude des indications plus ou moins indispensables qu'elle devait puiser dans l'étude collatérale des faits psychiques offerts par les autres espèces. Quand Réaumur, rompant avec l'opinion régnante, osa inaugurer la psychologie expérimentale des insectes, il fit scandale, et la science orthodoxe s'empressa de l'excommunier. « Imbécillité ! » tel est le mot dont Buffon s'est servi pour caractériser l'œuvre de ce novateur ingénieux et hardi. Voici encore le même jugement du grand naturaliste philosophe, formulé en termes solennels : « Une république d'abeilles », a-t-il écrit, « ne sera jamais, aux yeux de la raison, qu'une « foule de petites bêtes qui n'ont d'autre rapport avec nous que « celui de nous fournir de la cire et du miel (1). »

La science, Dieu merci, a secoué enfin ce préjugé honteux; et, après avoir été condamnée comme une erreur folle et blasphématoire, la psychologie comparative est aujourd'hui en honneur. Mais, pour s'être dégagé de cette prévention grossière, le jugement du biologiste a-t-il donc recouvré toute sa liberté ? Non, certes, car d'autres préventions tout aussi aveugles et plus fâcheuses l'enchaînent encore, et l'anthropologie reste privée des enseignements les plus précieux que les découvertes de la zoologie tiennent pour elle en réserve. De mémorables débats sur l'origine des espèces n'ont-t-ils pas attesté cette situation ? Dans cet ordre de questions, du moins, le préjugé n'a pas eu seul la parole, la discussion a pu le saisir corps à corps et l'ébranler ; mais je viens vous signaler un autre point de la biologie comparative où cette obscure influence règne sans conteste, où pas un adversaire ne s'est présenté jusqu'ici pour la combattre. Et cependant ce point scientifique n'est pas insignifiant ; je le déclare l'un des plus importants pour la connaissance intégrale

(1) *Discours sur la nature des Animaux*, t. II, p. 358.

de l'homme; je n'en sais pas un autre qui tienne à plus de questions et d'intérêts.

Entrevue par quelques anciens, la véritable organisation des invertébrés a été mise pleinement à découvert par la science contemporaine. Un fait immense, dont la portée ne fut pas d'abord saisie, a été révélé; il a été reconnu que l'animal de cette catégorie n'est pas un animal simple et indivisible, mais un composé, une réunion d'animaux distincts formant entre eux une sorte de société de coopération vitale, et unis les uns aux autres, suivant le degré d'organisation de cet ensemble, par une solidarité plus ou moins étroite, par une unité sysmatique plus ou moins compliquée et parfaite. Or ne voyez-vous pas où une pareille découverte mènerait, si cette loi surprenante de l'organisation des invertébrés, le *polyzoïsme*, allait s'étendre aux vertébrés et à l'homme!... Quoi! chacun de nous ne serait plus une simple personne, mais représenterait toute une légion de véritables unités animées, de véritables individus au sens physiologique et au sens moral? Certes, une pareille nouveauté bouleverserait les idées de bien du monde, et l'on peut

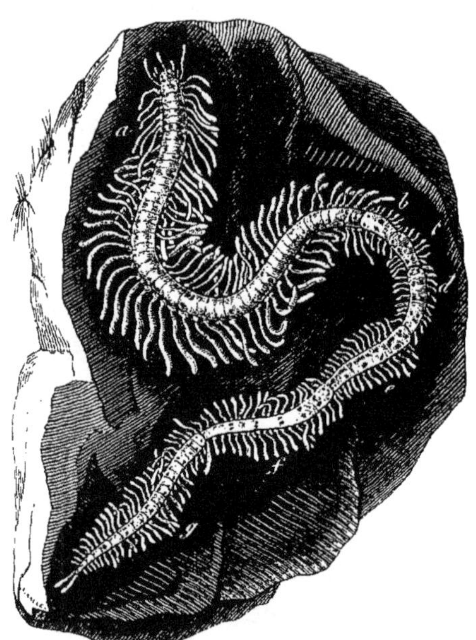

Fig. 1. — Cette figure représente la *Myrianide à bandes*, grossie au double et en voie de multiplication par bourgeonnement, c'est-à-dire par le développement de nouveaux zoonites encore enchaînés les uns aux autres, mais destinés à constituer plus tard des individus isolés. — *a*, l'individu souche; *g*, le premier bourgeon, c'est-à-dire le premier formé; *f*, *e*, *d*, les deuxième, troisième et quatrième; *c*, *b*, le cinquième et le sixième composés à peine de quelques anneaux.

affirmer sans crainte que toutes les doctrines les plus diverses ou les plus contraires dont l'Homme fait le sujet, Physiologie, Médecine, Psychologie, Morale, Jurisprudence, Théologie, Spiritualisme, Matérialisme et Positivisme, n'auraient, pour la première fois, qu'un même élan et qu'une seule voix pour protester.

La science, qui s'était mise si complaisamment au service de la théodicée cartésienne au point de destituer toutes les bêtes de la faculté de vouloir et de sentir, la science ne pouvait se montrer plus intraitable envers un préjugé couvert par la protection universelle de tous les enseignements et de toutes les croyances. L'histoire naturelle a donc pris fait et cause pour le dogme de l'unité indivisible et absolue de l'être humain; mais, pour protéger ce palladium contre les révélations désastreuses de la physiologie des invertébrés, deux marches différentes, deux sortes d'expédients ont été choisis. Les uns ont nettement compris que, le polyzoïsme constitutif chez les animaux sans vertèbres étant un fait avéré, il ne restait qu'un moyen de sauver le monozoïsme dans l'homme ; c'était de faire sauter le pont qui nous unit à ces tribus inférieures du règne animal. En conséquence, ces naturalistes ont déclaré tout uniment que le Vertébré et l'Invertébré sont construits sur deux plans totalement distincts et dissemblables, et que les deux organisations n'ont entre elles rien de commun. Nous allons examiner tout à l'heure les arguments qui ont été produits à l'appui de cette thèse hardie.

Les naturalistes de l'autre école, procédant à rebours des premiers, ont commencé par établir avec un soin particulier, avec un véritable luxe de témoignages, et sans paraître se préoccuper des conséquences, que la série des vertébrés n'est qu'un prolongement direct de la série des invertébrés; que les deux types sont fondamentalement semblables ; qu'ils ont, l'un comme l'autre, le *zoonitisme* ou polyzoïsme pour base.

Cette large concession faite à la vérité scientifique, alors seulement on parut se douter du coup mortel qui devait en résulter pour le dogme du *monozoïsm ehumain*. On eut l'air de vouloir se raviser; mais, vu l'impossibilité de rétracter tant de preuves matérielles, tant de faits décisifs mis à découvert, on a essayé de jeter un nuage sur ces faits pour en dissimuler la signification et la portée.

Le naturaliste distingué qui occupe la chaire de zoologie au Muséum a présenté dans les termes suivants la défense de la première de ces deux doctrines, à laquelle il s'est rallié à la suite d'un autre physiologiste français des plus éminents (Flourens) :

« Il n'y a pas que le système nerveux », dit-il, « ou à sa place la « vertèbre, qui différencie nettement les animaux vertébrés des ani- « maux invertébrés. Sous bien des rapports, ceux-ci diffèrent *tota-* « *lement* des premiers. Cette séparation, *presque absolue*, qui a « soulevé les critiques si obstinées des naturalistes de l'école dite « *philosophique*, parmi lesquels nous voyons Geoffroy-Saint-Hilaire, « en France, Gœthe et Oken, en Allemagne, demande à être établie « par quelques développements.

« Une des premières notions à acquérir » — poursuit le professeur — « est relative à la distribution tout à fait différente, chez « les vertébrés et les invertébrés, de cette chose si mystérieuse dans « son essence même, cause suivant les uns, effet suivant les au- « tres, qu'on appelle *la vie*.

« Si l'on regarde la vie comme une cause, un principe d'action « ayant son origine dans tel ou tel point de l'organisme, et si l'on « nous permet de représenter, pour ainsi dire, la vie par une quan- « tité qui sera plus ou moins grande, suivant la puissance plus ou « moins grande aussi de l'effet produit, nous dirons que, chez les « invertébrés, la vie semble être répandue en égales quantités dans « toutes les parties de l'organisme. Chez les vertébrés, au contraire, « la vie se concentre en un point particulier de chaque individu. « ou du moins dans une partie très-restreinte de son être. »

Le professeur continue : « Que si », dit-il, « l'on veut voir dans la « vie un effet, une résultante, on pourra exprimer le principe que

« nous voulons énoncer en disant que, chez les invertébrés, cette « résultante ne paraît pas être la conséquence de l'action plus par- « ticulière de tel ou tel point de l'organisme, comme cela a lieu « chez les vertébrés, où, pour employer une expression un peu « trop rigoureuse pour de tels objets, la résultante semble appli- « quée à un ou à plusieurs organes spéciaux et distincts.

« Un exemple fera mieux ressortir le fait en question. Que l'on « coupe une patte à un chien : à part le trouble tout local qu'é- « prouvera l'économie, l'animal peut continuer à vivre. Si l'on « poursuit la mutilation, on peut la pousser peut-être assez loin « sans que la vie cesse, mais on arrive toujours à un point de l'or- « ganisme tel que, lorsqu'il est atteint, la vie disparaît brusque- « ment. Ce point remarquable, où semble se concentrer la vie, ce « *nœud vital*, pour employer l'expression de M. Flourens, se ren- « contre chez tous les vertébrés... » (*Revue des Cours scientifiques* « du 22 janvier 1865.)

Je n'ai pas le temps ici de suivre dans tous ses détours la démonstration que vous venez d'entendre. J'ai eu, d'ailleurs, occasion de la discuter à fond autre part (1) ; je vais me borner à en examiner le point principal, dans lequel, du reste, toute l'argumentation se résume.

Les Vertébrés *ont* un *nœud vital*, centre commun et unique de toutes les impulsions de la vie; les Invertébrés *n'ont pas* de nœud vital. La vie, chez ceux-ci, émane de foyers multiples, ou se présente uniformément répandue dans l'entière substance de l'organisme. — Telle est la proportion fondamentale de la doctrine. Quelques mots vont suffire, je l'espère, pour mettre à nu l'inanité d'un tel fondement.

On nous déclare magistralement qu'une lésion ou l'excision d'une certaine portion du bulbe rachidien « amène une disparition *brus-*

(1) Nous avons cru devoir reproduire *in extenso*, dans le chapitre ci-après, la discussion à laquelle il est fait allusion ici.

que de la vie. » Or, rien de tout cela n'existe, et l'on reste confondu en présence d'une inexactitude aussi téméraire. Non, mille fois non, le prétendu nœud vital n'est pas un centre unique de vie, c'est tout au plus un centre d'innervation pulmonaire. Il n'est indispensable à la vie que parce que, et autant que, la respiration pulmonaire y est elle-même indispensable. Voici des faits vrais cette fois, qui, ce me semble, tranchent la question. Le passage suivant est tiré du *Traité de Physiologie* de M. Longet :

« Si l'ablation de la moelle allongée », dit ce professeur, « peut « faire perdre immédiatement la vie à un animal supérieur (mam- « mifère ou oiseau), il n'en est pas de même, d'après les recherches « de Brown-Séquard, des animaux à sang froid qui respirent aussi « par la peau. La durée de la vie peut se compter par *mois*, pour « les batraciens ; par *semaines*, pour quelques reptiles ; par *jours*, « pour les poissons ; puis, par *heures*, pour les animaux hibernants « (pendant l'hibernation et en employant l'insufflation pulmo- « naire) ; et par *minutes*, pour les oiseaux et les mammifères. » (*Traité de Physiologie*, par Longet, t. II, p. 396.)

Le *nœud vital*, en tant que caractère distinctif d'un plan d'organisation et d'un mode de distribution de la vie qui seraient propres aux vertébrés et qui les sépareraient des invertébrés d'une manière, comme on l'a dit, *presque absolue*, n'est donc qu'un expédient de l'esprit de système, une fiction, une chimère, une fable, dont il est temps que la science soit désabusée.

Le *polyzoïsme* étant donné comme loi générale d'organisation chez les animaux sans vertèbres — et sur ce point tout le monde est d'accord — une pensée qui doit se présenter de prime abord aux esprits non prévenus, c'est que le Vertébré ne diffère sans doute de l'Invertébré, quant au plan fondamental de sa structure, que de la manière dont l'invertébré des espèces supérieures se différencie lui-même de l'invertébré de bas étage, c'est-à-dire par plus de complexité, de spécialisation et d'unité dans le mécanisme sociétaire des organismes simples constituants ou *zoonites*. Or, cette induction de l'analogie est confirmée par l'observation directe; et la science, tant qu'elle oublie ses préoccupations extra-scientifiques pour juger seulement d'après les faits, rend pleinement témoignage à cette vérité. C'est ce dont on va pouvoir s'assurer à l'aide de quelques citations. Je les ai empruntées à divers travaux dont l'autorité ne saurait être contestée.

Voici d'abord le jugement de votre éminent et regretté collègue Gratiolet :

« Les vertèbres, comme chacun sait » — dit-il excellemment — « sont à l'ensemble du squelette ce que les anneaux sont au corps « des articulés ; or, de même que la définition d'un cylindre se « retrouve dans toutes les sections de ce cylindre qui sont parallèles « à sa base, de même, dans une seule vertèbre se retrouve l'idée du « tronc tout entier; en un mot, une vertèbre est au tronc ce que « l'unité est au nombre dans une quantité concrète homogène.

« Ainsi », continue-t-il, « il y a des segments dans le squelette, « il y a des segments dans les muscles. Les nerfs périphériques « s'accommodent à leur tour à cette segmentation, et l'observation « démontre qu'il y a également des segments dans le système ner-« veux central.

« Cette proposition est certaine dans les animaux inférieurs. Dans « certains annelés placés très-bas dans l'echelle, tantôt à chaque an-« neau correspond un ganglion distinct (exemple : le lombric ter-« restre); tantôt il y a un seul ganglion pour un nombre déterminé « d'anneaux (exemple : les hirudinées bdelliennes).

« Dans la plupart des animaux vertébrés, dans les ovipares sur-« tout, une tige étendue de la tête à la queue se substitue à cette « chaîne des annelés. Cette tige, qu'enferme le canal rachidien, est « la *moelle épinière*. Il y a certainement pour chaque anneau du seg-« ment vertébral une certaine partie de cette tige nerveuse; mais « cette partie, ce segment idéal est-il un segment réel? Y a-t-il

« pour chaque vertèbre un ganglion nerveux central? C'est là une « question importante au point de vue de l'anatomie philosophi- « que et de la physiologie générale.

« Gall a essayé, l'un des premiers, de la résoudre. Il pensait avoir « vu dans la moelle des renflements successifs au niveau de chaque « vertèbre. Cette proposition est surtout fort évidente dans la moelle « épinière des oiseaux.... M. de Blainville avait accepté cette opinion « de Gall, à laquelle les expériences de Legallois, de Marshall Hall « et de Mueller semble avoir donné beaucoup de force; et, en « effet, si l'on accepte les idées de ces deux derniers physiologistes « sur la force excito-motrice de la moelle, il semble que la division « de l'axe médullaire en segments distincts s'ensuive nécessaire- « ment. »

Ainsi s'exprime Gratiolet. Son exposé, quoique bien intéressant, est trop long pour être reproduit ici en entier; je passe à sa conclusion :

« Il nous semble donc », dit-il, « que chaque segment de la « moelle peut être considéré comme un centre particulier d'ac- « tion, tout en admettant qu'à l'occasion de l'excitation d'un seg- « ment, la modification se prolonge dans toute l'étendue de la « chaîne ou de la tige nerveuse, en avant et en arrière du point qui « a reçu l'excitation. Il y a donc à la fois, dans l'axe nerveux, mul- « tiplicité et unité. » (Gratiolet, *Anatomie comp. du Système Nerveux*, t. II, p. 6.)

Consultons maintenant le docteur Carpenter, l'illustre professeur de physiologie de l'Université de Londres :

« Le cerveau et la moelle épinière de l'homme », dit ce savant, « dans laquelle se termine la très-grande partie des nerfs afférents, « et de laquelle naissent presque tous les nerfs moteurs, peuvent « être considérés comme formés par l'agglomération d'un certain « nombre de centres ganglionnaires distincts, dont chacun a ses « attributions propres et se rattache à des troncs nerveux qui lui

« sont particuliers. Commençant par la moelle épinière, nous trou-« vons, en la comparant à la chaîne ganglionnaire des animaux ar-« ticulés, qu'elle consiste réellement en une série de ganglions dis-« posés suivant une ligne longitudinale, et qui se sont soudés l'un à « l'autre, et dont chacun constitue le centre du *circuit nerveux* « propre à tout segment vertébral du tronc. » (*Manual of Human Physiology.*)

Je couronne ces citations par deux extraits particulièrement remarquables, empruntés aux excellentes *Leçons de Physiologie générale du Système Nerveux* de M. le professeur Vulpian.

« Chez les annelés », dit ce physiologiste, « chaque ganglion cor-« respond à un segment du corps formé « souvent de plusieurs anneaux, comme, « par exemple, chez la sangsue, dont « toutes les parties se répètent de cinq en « cinq anneaux. Chaque segment possède « ainsi, outre son ganglion, une portion « semblable des principaux appareils, « même parfois des appareils des sens. Il « en est ainsi du polyophthalme, chez « lequel, comme l'a montré M. de Quatre-« fages, chaque segment est muni de deux « yeux rudimentaires qui reçoivent chacun « du ganglion correspondant un filet ner-« veux, véritable nerf optique (voir *fig.* 1). « Ces segments séparés ont été nommés « des *zoonites* par Moquin-Tandon. Ce « professeur considérait les animaux de « cet embranchement comme formés chacun de plusieurs ani-« maux élémentaires placés les uns à la suite des autres. *Cette « idée est très-ingénieuse* ET TRÈS-VRAIE. *Chez les animaux supé-*

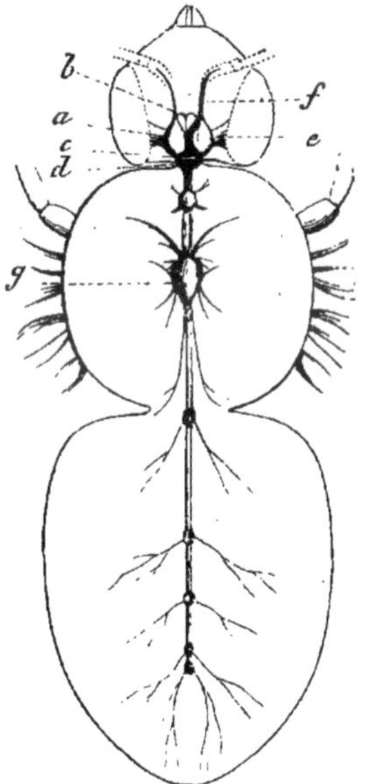

FIG. 2. — Système nerveux de l'abeille (d'après M. Blanchard).

« *rieurs eux-mêmes, on trouve un vestige de cette division dans la* « *colonne vertébrale.* »

Voici le second passage :

« Un autre fait bien constant », écrit ailleurs le même auteur, « c'est que, ainsi que l'ont fait ressortir Moquin-Tandon, Dugès et « d'autres, chaque ganglion est un centre indépendant d'action ré- « flexe et d'actions coordonnées, adaptées. Je vous ai déjà cité les ex- « périences de Dugès sur ce point (1). *On ne doit jamais perdre de vue* « *ce fait en physiologie générale. Ce qui est vrai ici, l'est encore pour* « *chaque segement de la moelle des vertébrés. La moelle épinière,* « *de même que la chaîne ganglionnaire des annelés, est une série li-* « *néaire de centres à la fois indépendants et gouvernés* (voir *fig.* 3) « Permettez-moi cette comparaison : ce sont des provinces avec « une administration autonomique, mais soumises, dans certaine « limites, à une autorité supérieure. » (Vulpian, ouvr. cité, p. 787.)

La similitude fondamentale d'organisation entre les vertébrés et les invertébrés ; l'existence, chez les premiers comme chez les derniers, de la constitution zoonitique, ne sauraient être reconnues et affirmées d'une manière plus catégorique qu'elles l'ont été par les savants autorisés dont je viens de rapporter les déclarations Mais après avoir proclamé ce grand fait de physiologie générale, et contribué pour une part considérable à l'établir dans la science, en ont-ils accepté avec fermeté toutes les conséquences ? Non, ainsi que je l'ai dit plus haut. Il en est une, et c'est la principale, devant laquelle ils reculent tous ; mais en vain se jettent-ils dans des faux-fuyants pour l'éviter. Aux professions de foi si nettes et si fortement motivées qui précèdent, ils ont ajouté les commentaires restrictifs

(1) « Nous avons vu qu'un seul segment pourvu d'un seul ganglion (formé, bien « entendu, de deux centres latéralemen soudés) portant une seule paire de « pattes, le prothorax de la Mante commune, *sentait, voulait, se mouvait, se dé-* « *fendait,* comme lorsque l'animal était en intégrité complète. » (Dugès, *Mémoire sur la Conformité Organique dans l'échelle animale,* p. 17.)

et atténuatifs que voici, comme un sacrifice obligé à l'idole de l'unité indivisible de l'homme.

M. Gratiolet d'abord :

« Toutefois » — écrit-il à la suite du passage si remarquable que nous avons donné plus haut — « nous devons reconnaître qu'en « distinguant très-nettement les « actions excito-motrices d'avec « celles qui ont l'intelligence pour « principe; qu'en suivant ainsi la « loi tracée par M. Flourens, « M. Marshall-Hall a rendu un « grand service à la science ; en « effet, l'*automate est excité;* IL « NE SENT POINT. L'EXCITABI-« LITÉ appartient à la moelle ; la « SENSIBILITÉ dépend d'un autre « appareil, le cerveau. » (Gratiolet, *Anatomie comparée du Système Nerveux*, t. II, p. 6.)

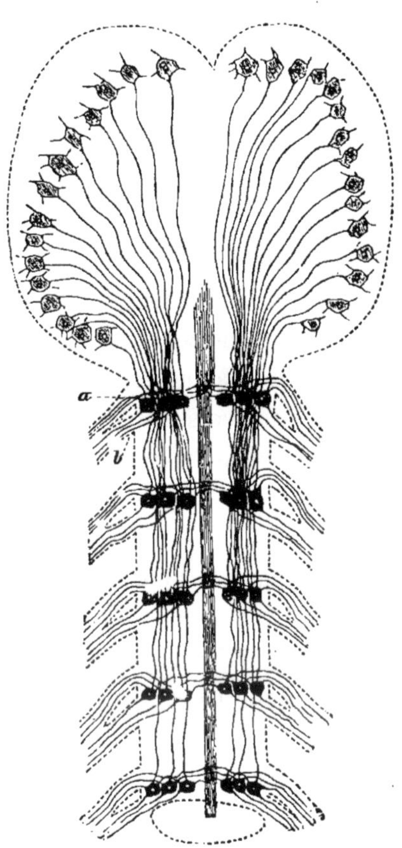

Fig. 3. — Schéma exposant la constitution de la moelle épinière de l'Homme en centres distincts. Cette figure est empruntée au *Traité d'Histologie Comparative de l'Homme et des Animaux*, du Dr Franz Leydig, professeur de zoologie à l'Université de Tubingue ; ouvrage traduit en français par le Dr R. Lahillonne, et publié à la librairie Germer-Baillière.

Je passe à M. Carpenter :

« Ces actions réflexes anor-« males de la moelle épinière de « l'homme » — écrit-il à propos de certaines observations pathologiques du docteur W. Budd (1)

(1) Ces importantes observations sont résumées dans les *Principles of Human Physiology* du Dr Carpenter, 7e édit., p. 586 Cet. ouvrage contient, en outre, à la page 583, une note de l'auteur sur un fait de même ordre bien caractéristique. Voici la traduction de cette note :

« L'auteur est informé par son ami M. Paget que, parmi les notes laissées par « John Hunter, se trouve la relation d'un cas de paraplégie dans laquelle

— « bien que puissantes parfois, ont beaucoup moins de régularité « et d'*intentionalité* (purposiveness) apparente que n'en ont les « mouvements exécutés par les vertébrés inférieurs (la grenouille, « par exemple), après la décapitation ou la section de la moelle, les« quels, sous ce rapport, se rapprochent des mouvements réflexes « des animaux articulés. Il ne faudrait pourtant pas conclure de ce « fait » — continue l'auteur — « qu'il n'existe aucune différence « essentielle dans les propriétés de la moelle entre l'homme et les « animaux inférieurs, ou qu'il y ait en jeu, dans ceux-ci, un agent « *psychique* quelconque faisant défaut dans le premier cas. Nous « avons vu déjà que les combinaisons le plus parfaitement adaptées « de mouvements musculaires tendant tous manifestement à un « but déterminé, n'impliquent pas nécessairement par elles-mêmes « qu'elles soient le résultat d'un dessein ou d'un choix volontaire « de la part de l'organisme qui les exécute ; et, d'un autre côté, « ranger dans certains cas ces mouvements en dehors de la caté« gorie des actions *automatiques*, équivaudrait à attribuer à la « moelle épinière le pouvoir de les produire et de les régler avec « choix et conscience ; or, nous avons toute raison de croire qu'un « pareil pouvoir appartient EXCLUSIVEMENT aux parties supérieures « des centres cérébro-spinaux. » (*Principles of Human Physiology*, 7e édit., p. 583.)

M. Vulpian formule à son tour la restriction de rigueur, mais avec l'accent du doute le plus prononcé, et moins, ce me semble, pour nous cacher la vérité que pour nous la faire entrevoir. Quoi qu'il en soit, voici comment il s'exprime ; il s'agit des ganglions de la chaîne nerveuse des annelés :

« Hunter, paraîtrait-il, aurait été témoin de mouvements réflexes des jambes, « où la sensation n'avait aucune part. Quand on demandait au malade s'*il sen-* « *tait* l'irritation au moyen de laquelle les mouvements étaient excités, il faisait « cette réponse significative, tout en regardant ses membres : Non, monsieur, « mais si bien *mes jambes*, comme vous voyez (No, sir, but *my legs* do, as you « see). »

« Ces ganglions », dit-il, « sont en outre la source de mouve-
« ments spontanés, *du moins en apparence;* c'est ce que vous allez
« constater vous-mêmes en examinant cette écrevisse, sur laquelle
« je viens de pratiquer une section transversale de la chaîne gan-
« glionnaire, au niveau d'un des intervalles qui séparent les anneaux
« de l'abdomen. Vous voyez que les mouvements d'ensemble de
« la natation sont abolis; l'animal ne peut plus fléchir brusque-
« ment l'abdomen, comme il le faisait auparavant pour se lancer
« d'avant en arrière. Mais vous observerez encore quelques mou-
« vements de temps en temps dans les fausses pattes abdominales,
« mouvements spontanés, *du moins en apparence*, simultanés, rhy-
« thmés, avec des caractères normaux. Ces mouvements ne sont
« *sans doute* que des *mouvements machinaux*, provoqués par le
« contact de l'eau ou par l'irritation de la plaie, et analogues à ces
« mouvements de locomotion, *spontanés* aussi EN APPARENCE,
« qu'exécutent de temps à autre les vertébrés superieurs auxquels
« on a enlevé le cerveau proprement dit. » (*Leçons sur la Phys. génér. du Syst. Nerveux*, *loc. cit.*)

Avant d'aller plus loin, rappelons à M. Vulpian que le plus illustre représentant de l'histoire naturelle au dix-huitième siècle avait déjà dit, au nom des préjugés scientifiques de son temps : « L'ani-
« mal est un être purement matériel, qui ne pense ni ne réfléchit,
« *et qui cependant agit et* SEMBLE *se déterminer.* » (Buffon, *Discours sur la nature des Animaux*, t. IV, édit. in-4°, p. 23.)

Nous devons beaucoup de reconnaissance aux savants que nous venons d'entendre pour leur démonstration magistrale du zoonitisme dans l'organisation de l'animal à vertèbres; il faut donc leur pardonner si, trop soucieux de la pudeur du préjugé, ils ont essayé de couvrir d'une ombre la nudité de cette vérité si jeune et si belle, qui, grâce à leurs soins, nous était donnée. Mais le moment est arrivé où l'esprit scientifique veut dépouiller cette vérité vierge de tous ses voiles pour la féconder.

L'universalité du *zoonitisme* posée en principe, pour empêcher que le *polyzoïsme humain* s'ensuive, on tente de soutenir que, chez les vertébrés, et particulièrement chez l'homme, le zoonite de la tête est le seul qui soit animé, le seul qui possède la sensibilité, la conscience, la volonté, et que tous les autres zoonites, bien que semblables au premier sous le triple aspect histologique, organologique et fonctionnel, ne sont néanmoins que des automates! Qu'a-t-on apporté à l'appui de cette thèse? — des suppositions gratuites et tout à fait arbitraires; des assertions dénuées de toute preuve et contraires à la vraisemblance; des conclusions en contradiction flagrante avec les prémisses; rien de plus.

Les mouvements de natation exécutés par les zoonites moyens d'une écrevisse dont on a isolé le ganglion cérébroïde, les mouvements qu'une grenouille décapitée fait avec ses pattes pour écarter la pince ou le scalpel qui la blesse, ne sont intentionnels et conscients qu'en *apparence*, a-t-on prétendu (1); mais l'apparence n'est-elle pas, dans tous les cas, notre criterium unique pour constater la présence d'un état intime de sensation et de volition en dehors de nous-mêmes, en dehors de notre *moi* propre? Lorsque je vois ici chacun de mes collègues exécuter des actes qui sont intelligents et volontaires en apparence, c'est-à-dire qui sont analogues aux actes qui, chez moi, traduisent extérieurement le fait intime de vouloir, de sentir, de penser, je m'en fie à cette apparence; je pense que, comme moi, mon voisin est un être conscient, sensible et doué d'intelligence, bien qu'un tel jugement ne repose au fond que sur

(1) « Si l'on décapite une grenouille et si ensuite on applique de l'acide acétique sur le condyle interne de son fémur, l'animal essuiera l'acide avec sa patte du même côté; mais si cette patte vient à être amputée, la grenouille, après quelques efforts infructueux et une courte période d'hésitation, exécutera la même action avec la patte du côté opposé. » (Dr CARPENTER, *Principles of Human Physiology*, 7e édit., p. 583.)

une pure induction de l'analogie et qu'il y ait impossibilité absolue de le vérifier par une observation directe; car ce ne sont que mes sensations et mes pensées à moi dont je puisse avoir conscience, c'est-à-dire de l'existence desquelles je puisse obtenir une connaissance directe et une certitude véritable (1).

Et, dans l'espèce, si les mouvements déterminés par les centres ganglionnaires inférieurs d'un crustacé, ou par les centres spinaux d'un batracien, ont une nature et une origine purement mécaniques, pourquoi donc les mouvements dus à l'impulsion du centre nerveux céphalique de ces animaux ne seraient-ils point des mouvements purement machinaux aussi? L'apparence seule témoigne du contraire! Pourquoi l'écrevisse tout entière, pourquoi la grenouille encore dans son intégrité et se mouvant par l'impulsion combinée de son centre encéphalique et de ses centres spinaux, pourquoi ne seraient-elles pas de *pures machines*, comme lorsqu'elles se meuvent sous l'impulsion isolée de leurs centres nerveux secondaires? En un mot, pourquoi ne pas revenir tout uniment au « pur automatisme des bêtes » ? Ce serait plus simple, et ce ne serait pas plus irrationnel.

Oui, si l'automatisme des mouvements dits *réflexes* est une vérité, l'automatisme de la bête entière est aussi une vérité; et si l'automatisme des bêtes n'est qu'un mensonge, l'automatisme des centres de la moelle est aussi un mensonge. Les deux automatismes sont solidaires : il faut les rejeter tous deux ou les admettre tous deux ; cette alternative est inévitable (2).

(1) « Or cette sensibilité, nous en trouvons le type en nous-mêmes, car il est « nous-mêmes, et nous ne le trouvons pas ailleurs. Nous pouvons, par induc- « tion, le transporter, l'attribuer à d'autres créatures, à celles surtout de notre « espèce ; mais, encore une fois, nous ne l'y saisissons pas, etc. » (Le Dr LÉLUT, *Physiologie de la Pensée*, p. 101.)

(2) Georges Leroy plaide en ces termes la cause de l'âme des bêtes contre M. de Buffon, pour qui ne pas croire que les animaux sont de pures machines est un trait d'*imbécillité* :

« M. de Buffon, dans son Discours sur les Animaux, p. 23, t. IV, de l'édition

La Physiologie et la Médecine, la Psychologie et la Morale se sont accordées jusqu'à ce jour à regarder l'homme comme une unité vivante, sentante et pensante, entièrement compacte et irréductible, comme un corps animé un et simple ; et, sur cette première et commune croyance, toutes leurs institutions dogmatiques et pratiques se sont formées. Or, de nouveaux faits semblent venir aujourd'hui nous démontrer que cette croyance est une erreur ; que l'être humain est, en réalité, une collection d'organismes, une collection de vies et de *moi* distincts, et que son unité vitale est tout entière dans l'harmonie d'un ensemble hiérarchique dont les éléments, rapprochés par une coordination et une subordination étroites, portent néanmoins, chacun en soi, tous les attributs

« in-4°, s'exprime ainsi : « L'animal est au contraire un être purement maté« riel, qui ne pense ni ne réfléchit, et qui cependant agit et semble se déter« miner. Nous ne pouvons pas douter que le principe de la détermination ne « soit dans l'animal un effet purement mécanique et absolument dépendant de « son organisation, etc. »

Leroy reprenant : « Quoi ! » s'écrie-t-il, « nous sommes témoins d'une suite « d'actions dans lesquelles se marquent visiblement la sensation actuelle d'un « objet, une autre sensation rappelée par la mémoire, la comparaison entre « elles, une impulsion alternative qui en est le siége évident, une hésitation « sensible, enfin une détermination, puisqu'il s'ensuit une action qui n'aurait « pas lieu sans elle ; et, pour s'expliquer ce qui est si simple, ce qui est si con« forme à ce que nous éprouvons nous-mêmes, nous aurons recours à des ébran« lements mécaniques incompréhensibles ? Assurément nous ignorons ce qui « produit la sensation, et dans nous-mêmes, et dans tous les êtres animés. Il y « a bien d'autres choses que nous sommes condamnés à ignorer : mais, le phé« nomène une fois donné, nous en connaissons les produits, et il me paraît « impossible de les confondre avec les *résultats mécaniques*, quelque multipliés « qu'on les suppose. » (*Lettres philosophiques sur l'intelligence et la perfectibilité des Animaux*, par Georges Leroy, édit. de 1802, p. 237.)

Ainsi, il y a à peine cent ans de cela, la science académique soutenait l'opinion absurde du *pur automatisme des bêtes* avec la même conviction et la même assurance qu'elle met aujourd'hui à soutenir le pur automatisme des énergies motrices de la moelle ; et il se trouva un modeste observateur qui, *n'étant pas même académicien*, et n'écoutant que le bon sens, osa combattre ce préjugé vraiment stupide des oracles de la science, et à cet effet eut à mettre en œuvre tout un appareil d'argumentation que nous sommes réduits à reproduire mot pour mot à notre tour, en plein déclin du dix-neuvième siècle, à l'encontre d'un préjugé scientifique et en faveur d'une vérité de tous points semblables !

essentiels, tous les caractères primitifs de l'animal individuel.

Un tel principe est sans doute menaçant pour tout un vaste système d'idées et de choses établies; mais suivons-le dans ses conséquences, et nous serons convaincus que, s'il vient détruire, il vient aussi édifier, et que son œuvre, toute de vérités positives, est préférable mille fois à l'échafaudage d'illusions auquel cette œuvre sera substituée.

II

LE ZOONITE ET LE NOEUD VITAL

(La dissertation suivante, destinée à ajouter des éclaircissements à la *Lecture* qui précède, est extraite de notre ouvrage intitulé : *Essais de Physiologie Philosophique.*)

Notre théorie de l'organe — et avec elle toutes les applications psychologiques, physiologiques, pathologiques et thérapeutiques qu'elle comporte — dépend d'un fait fondamental. Ce fait mis hors de doute, elle et ses conséquences acquièrent une incontestable certitude. Il s'agissait donc de prouver avant tout que ce système vivant, que nous appelons généralement *un* animal et en particulier *un* homme, est un véritable composé, une véritable association de plusieurs petits systèmes vivants formés, comme le système total, de tous les principes essentiels à l'exercice et à la manifestation de la vie, c'est-à-dire : 1° d'un principe psychique ou pouvoir de sentir, de vouloir et de déterminer l'action nerveuse centrifuge ou motrice; 2° d'un principe mécanique ou instrument de rapport destiné à recevoir les impressions, à les communiquer au centre psychique, et à en exécuter les volitions.

Les preuves que nous avons présentées à l'appui de cette proposition sont des preuves directes, c'est-à-dire puisées dans la considération même de l'objet régi par la loi qu'il s'agit d'établir. Nous croyons cette démonstration suffisamment probante, mais il est des preuves indirectes qui servent aux autres de contrôle et d'éclaircissement, et que, par conséquent, il ne faut pas dédaigner. Ici c'est la Zoologie organique et l'Embryologie qui peuvent les fournir. Qu'ont donc à dire ces deux sciences sur la question qui nous occupe? Deux ou trois citations vont nous l'apprendre.

M. le professeur Owen, dont l'opinion sur ce point est invoquée par un autre éminent naturaliste anglais, nous enseigne qu' « une « répétition indéfinie de la même partie ou du même organe est le « caractère commun de toutes les formes inférieures ou peu modi- « fiées. » (Cité dans l'ouvrage de Ch. Darwin, *De l'Origine des Espèces*, traduction de Mme Clémence Royer, Paris, 1863, pp. 611 et 612.)

Ce que nous allons entendre maintenant est beaucoup plus explicite. M. Lacaze-Duthiers, professeur de Zoologie au Muséum d'Histoire Naturelle, s'est exprimé de la manière suivante, d'après la relation de la *Revue des Cours Scientifiques* du 28 janvier 1865. Nous citons textuellement :

« Une seconde notion à acquérir concernant les Invertébrés est « celle de la complexité dans un même être. Dans presque tous ces « animaux, ce qu'on appelle ordinairement un individu n'est autre « chose qu'une réunion, une colonie de petits individus plus ou « moins distincts, désignés par le nom général de *Zoonites*. Pour « former l'être complexe, ces zoonites s'assemblent, soit en série « linéaire, soit en masse, selon deux ou trois dimensions.

« . . . Chaque zoonite a son cœur, son orifice respiratoire. « De même pour le système nerveux : chaque anneau a son centre « d'innervation.

« . . . Dans les groupes d'animaux inférieurs, où la spéciali-

« sation des parties est peu marquée, chaque zoonite semble se suf-
« fire à lui-même : ainsi, tous les anneaux d'un Ténia sont munis « d'organes de reproduction, de systèmes digestifs plus ou moins « complétement isolés, etc. »

Après nous avoir montré l'indépendance et la généralité fonctionnelles des zoonites comme étant à peu près absolues dans les espèces les plus basses, le savant professeur nous fait assister à la constitution graduelle de leur spécialité respective et de leur solidarité réciproque, à mesure de l'élévation de l'animal dans l'échelle des espèces. Citons encore, en regrettant d'être forcé d'abréger :

« Si ordinairement chaque zoonite possède un centre nerveux, il « faut cependant remarquer que, chez les Invertébrés supérieurs, « il semble y avoir une tendance à concentrer, pour ainsi dire, « ce système nerveux à la partie antérieure de l'animal....

« Dans une colonie linéaire, il y a, en général, comme nous l'a- « vons vu, des rapports forcés entre un zoonite et ses deux voisins, « rapports qui modifient sa forme plus ou moins complétement. « Dans les colonies en masse, cette nécessité de relation est moins « absolue ; aussi devons-nous nous attendre à trouver ces zoonites « très-peu différents les uns des autres ; c'est ce que vérifie l'obser- « vation. Cependant il n'y a pas complétement cessation de solida- « rité entre les différents individus d'une colonie de ce genre ; le « travail de l'un peut encore profiter aux autres ; mais ces rela- « tions sont bien moins marquées que celles qui lient entre eux « d'une manière si intime les zoonites d'une colonie linéaire. Dans « une colonie d'Hydres d'eau douce, par exemple, les individus ne « sont liés entre eux que par leur extrémité inférieure ; les extré- « mités munies de tentacules sont toutes libres et fonctionnent « séparément. Les diverses espèces de Clavelines appartenant à la « classe des molluscoïdes tuniciers vivent réunies sur des prolon- « gements radiciformes communs, qu'on peut comparer à des sto- « lons de fraisier ; mais elles sont du reste libres dans toutes leurs

« actions. Dans quelques autres genres d'Ascidies composées, les « colonies sont enfermées chacune dans une enveloppe charnue « et unique, munie d'une seule ouverture, par laquelle s'opère la « défécation. Il y a déjà ici moins d'indépendance dans les actions « vitales.

« Les Syphonophores, ou Acalèphes hydrostatiques, êtres aussi « élégants que singuliers.... présentent des colonies bien curieu- « ses par leur composition. Leurs zoonites se spécialisent d'une « façon toute particulière; certains d'entre eux, sous la forme « de filaments allongés terminés par des ventouses ou par des es- « pèces de harpons, sont les zoonites pêcheurs; ils saisissent « les aliments et les donnent aux zoonites digérants, formés cha- « cun d'une simple cavité vésiculaire ou trompe gastrique. D'autres « zoonites servent à la locomotion... Enfin des zoonites spéciaux « ont pour fonction de donner naissance à des individus nou- « veaux. »

Il est donc une vérité bien établie pour les naturalistes : dans les espèces animales inférieures, l'individu corporel, c'est-à-dire ce que dans un langage plus précis nous appelons un organisme, est en réalité une réunion de corps animés distincts vivant en société. De plus, les maîtres de la science nous enseignent que cette agglomération sociétaire, réduite dans les plus bas degrés de la série invertébrée à une simple juxtaposition anatomique, prend graduellement les caractères de la solidarité physiologique ; ainsi chaque membre de la colonie qui, au bas de l'échelle d'organisation, se suffisait à lui-même et fonctionnait seulement pour soi, se circonscrit et se spécialise de plus en plus dans son travail, d'où il résulte que chacun travaille pour ses associés, qui en retour travaillent tous pour chacun, et qu'un échange nécessaire de services, un concert physiologique, une harmonie d'organes et d'actions se substituent graduellement au pur individualisme primitif.

Mais cette gradation s'arrête-t-elle avec la série des Invertébrés ?

Ne se continue-t-elle point jusqu'aux organismes les plus élevés ? Non, répond toute une école de naturalistes, parmi lesquels se rencontre M. Lacaze-Duthiers, à qui nous venons d'emprunter de précieuses observations. Non, dit ce savant, « une séparation presque absolue », un abîme infranchissable, existe à cet égard entre l'organisation des Invertébrés et celle des Vertébrés : chez les premiers, l'organisme est une légion, une société, « une colonie » d'individualités vivantes distinctes ; chez les autres, c'est un tout compacte, c'est une vie unique et indivisible, c'est une unité anatomique et physiologique simple, c'est un seul corps et une seule âme.

Telle est l'opinion que l'éminent professeur du Muséum défend de tout son grand savoir et de tout son talent dans la leçon même dont nous venons de reproduire quelques passages. Nous soutenons, au contraire, et notre dessein ici est de prouver que l'organisme vertébré est, lui aussi, une association de zoonites, et qu'il ne diffère de l'organisme invertébré que comme l'organisme invertébré des plus hautes espèces diffère lui-même de l'organisme invertébré des plus basses espèces ; c'est-à-dire qu'il en diffère par une division du travail vital poussée plus loin, par une spécialisation fonctionnelle des parties plus minutieuse et plus stricte, par une plus rigoureuse centralisation de tous les services de l'économie sous une direction suprême, par une hiérarchie plus compliquée, par une unité et une solidarité statiques et dynamiques plus parfaites.

Examinons maintenant les objections que l'on oppose à notre thèse. Je vais citer tout au long les arguments de M. Lacaze-Duthiers :

« Il n'y a pas que le système nerveux, ou à sa place la vertèbre, « qui différencie nettement les animaux vertébrés des animaux in- « vertébrés. Sous bien des rapports, ceux-ci diffèrent totalement « des premiers. Cette séparation presque absolue, qui a soulevé les

« critiques si obstinées des naturalistes de l'école dite *philosophique*, « parmi lesquels nous voyons Geoffroy Saint-Hilaire en France, « Gœthe et Oken en Allemagne, demande à être établie par quel- « ques développements.

« Une des premières notions à acquérir est relative à la distribu- « tion tout à fait différente, chez les Vertébrés et chez les Inverté- « brés, de cette chose si mystérieuse dans son essence même, « cause suivant les uns, effet suivant les autres, qu'on appelle la « vie. Il est assez difficile d'expliquer clairement ce fait, en raison « de la difficulté bien plus grande encore qu'il y a à définir la vie.

« Si l'on regarde la vie comme une cause, un principe d'action « ayant son origine dans tel ou tel point de l'organisme, et si l'on « nous permet de représenter, pour ainsi dire, la vie par une quan- « tité qui sera plus ou moins grande suivant la puissance plus ou « moins grande aussi de l'effet produit, nous dirons que, chez les « Invertébrés, la vie semble être répandue en égales quantités « dans toutes les parties de l'organisme. Chez les Vertébrés, au con- « traire, la vie se concentre en un point particulier de chaque in- « dividu, ou du moins dans une partie très-restreinte de son être.

« Que si l'on veut voir dans la vie un effet, une résultante, on « pourra exprimer le principe que nous voulons énoncer en disant « que, chez les Invertébrés, cette résultante ne paraît pas être la « conséquence de l'action plus particulière de tel ou tel point de « l'organisme, comme cela a lieu chez les Vertébrés, où, pour em- « ployer une expression un peu trop rigoureuse pour de tels objets, « la résultante semble appliquée à un ou à plusieurs organes spé- « ciaux et distincts.

« Un exemple fera mieux ressortir le fait en question. Que l'on « coupe une patte à un chien ; à part le trouble tout local qu'éprou- « vera l'économie, l'animal peut continuer à vivre. Si l'on poursuit « la mutilation, on peut la pousser peut-être assez loin sans que la « vie cesse, mais on arrive toujours à un point de l'organisme tel

« que, lorsqu'il est atteint, la vie disparaît brusquement. Ce point « remarquable où semble se concentrer la vie, « ce nœud vital », « pour employer l'expression de M. Flourens, se rencontre chez « tous les Vertébrés. On peut aussi représenter la même idée en « rappelant l'image à la fois pittoresque et saisissante de Bichat, « qui montre la vie comme supportée par un trépied dont les « trois pieds sont le cœur, le poumon et le cerveau. Que l'un des « trois soit détruit, le trépied bascule, la vie cesse.

« Par opposition, prenons un insecte ou tout autre articulé. Cou- « pons des parties de son corps, séparons sa tête même : la vie ne « disparaît point. Essayons à l'instant des mutilations dans tous les « sens, il est bien évident que la mort finira toujours par arriver ; « mais nous ne trouverons pas dans cet animal un point analogue « au nœud vital, ou l'un des trois organes fondamentaux que nous « avons rencontrés chez les Vertébrés, point ou organe dont la lé- « sion amènerait une disparition brusque de la vie... »

Je serais tenté, je l'avoue, de faire ici une querelle métaphysique à l'auteur des paroles qui précèdent, pour ses essais de définition de la vie. Mais ce serait sortir de mon programme; et, d'ailleurs, pour aborder une critique d'un ordre aussi délicat, il faudrait pouvoir s'appuyer sur un texte d'une authenticité littérale reconnue. Il m'a paru nécessaire toutefois, pour réussir à suivre le fil de ses raisonnements, de discuter certaines formules assez difficiles que la *Revue des Cours* met dans la bouche du professeur.

M. Lacaze-Duthiers nous expose deux conceptions contraires de la vie, et s'applique à nous faire voir comment, dans l'une comme dans l'autre de ces deux hypothèses opposées, l'intelligence peut se rendre compte de la distinction établie par lui entre les deux grandes catégories du Règne Animal.

D'abord, soit la vie un principe d'action ayant son origine dans tel ou tel point de l'organisme. Cela posé, comment cette même vie, comment ce principe, de sa nature nécessairement localisé sur un point particulier de la masse corporelle, peut-il être *répandu en égales quantités sur toutes ses parties?* Et quel attribut spécifique et distinctif ajoute-t-on à cette définition générique de la vie, pour définir la vie particulière des Vertébrés, en disant que, chez ceux-ci, elle réside *en un point particulier* de chaque individu?

Pour ne pas impliquer contradiction ou non-sens, les propositions dont il s'agit doivent être interprétées de la manière suivante; il doit être entendu par ces propositions: 1°, que le principe de la vie (et non pas la vie elle-même, qui est essentiellement un effet, un phénomène) est un centre de virtualité, d'activité, coïncidant avec un point déterminé de l'organisme; 2°, que l'organisme vertébré possède un centre vital unique, offre un seul point de l'économie d'où parte l'influence qui met en jeu tous les organes; et 3°, que dans l'organisme invertébré, au contraire, un certain nombre de centres de vie, distincts et plus ou moins indépendants les uns des autres, sont distribués également entre toutes les régions du corps. Ainsi s'expliquerait comment, dans le premier cas, une partie étant séparée du centre vital unique, meurt aussitôt; tandis que, dans le second cas, la partie retranchée continue à vivre, parce qu'elle porte en elle son centre de vie particulier.

Telle est la seule traduction logique qui puisse être donnée du passage dont il s'agit, et assurément elle est conforme à la pensée du professeur, et aussi peut-être au langage qu'il a réellement tenu.

La seconde expression théorique de la vie, celle qui la représente comme une résultante de forces, a été développée dans des termes qui, non plus, ne disent pas vraisemblablement ce que M. Lacaze-Duthiers a voulu dire. « Chez les Invertébrés », lui fait-on dire, « cette résultante ne paraît pas être la conséquence de l'action plus « particulière de tel ou tel point de l'organisme, *comme cela a lieu* « *chez les Vertébrés.* » Donc, chez les Vertébrés, la résultante vitale est la *conséquence de l'action plus particulière de tel ou tel point de l'organisme* ; donc les actions particulières de ces points (pour employer la même langue) sont des *composantes* de la résultante vitale; donc ces points, « ces organes spéciaux et distincts », ne peuven être des *points d'application* de la résultante.

Pour faire cadrer cette idée hypothétique de la vie avec la différence prétendue des deux grands types d'organisation animale, le vertébré et l'invertébré, il faudrait l'exprimer en disant que, dans l'organisme du premier type, la composition des forces vitales n'offre qu'un seul groupe de composantes et donne lieu à une résultante unique; tandis que, dans l'autre cas, chaque partie principale de l'organisme a son groupe distinct de composantes et sa résultante distincte. Ainsi présentée, l'hypothèse en question nous explique logiquement, sinon véritablement, comment la privation du cerveau ou du cœur amène la mort totale chez les Vertébrés, en supprimant, non pas un point d'application de la résultante (si résultante il y a, elle a son point d'application dans tout point vivant), mais l'une des composantes vitales principales et essentielles; et comment, au contraire, la section transversale d'un lombric en deux moitiés donne naissance à deux organismes vivants par l'effet de la présence, dans chacun de ces tronçons, d'un groupe de composantes vitales complet et suffisant.

Ne nous arrêtons pas plus longtemps à commenter ces considérations spéculatives; le professeur nous découvre nettement sa pensée par un exemple, nous allons l'analyser.

On coupe la patte à un chien, on peut même lui couper les quatre membres, et il n'est pas impossible que ce reste d'animal, formé d'une tête et d'un tronc, survive, tandis que les extrémités amputées sont inévitablement frappées de mort.

Arrêtons-nous à ce moment de l'expérience, et voyons au juste ce qu'elle prouve, c'est-à-dire quel est le véritable caractère de la différence qu'elle met à nu entre l'organisme vertébré et l'organisme invertébré, soit entre un chien et un ver de terre.

La patte du chien, détachée du reste du corps, perd la vie. Mais on peut tout aussi bien détacher du corps de l'annélide telle portion dont la mort suivra tout aussi infailliblement son ablation : tel, par exemple, un lambeau découpé longitudinalement de façon à ne comprendre que des segments mutilés. Ainsi, chez les Invertébrés, comme chez les Vertébrés, il se trouve des parties qui ne peuvent être séparées sans mourir aussitôt.

Cependant, chez les premiers, il en existe qui peuvent subir le retranchement sans que leur mort s'ensuive; tandis que, chez les seconds, cette propriété n'appartient à aucun organe, à aucune partie, en dehors de la tête et du tronc réunis.

Donc une différence réelle, incontestable, apparaît ici. Mais quelle en est la portée? Cette question demande à être soigneusement examinée.

Tous nos naturalistes, et M. Lacaze-Duthiers spécialement, enseignent (voir ci-dessus, p. 11) que chacun des anneaux qui entrent dans la formation d'un lombric est un *zoonite*, c'est-à-dire un petit organisme complet faisant partie d'un plus grand organisme. Néanmoins l'un des anneaux moyens d'un lombric, détaché de la chaîne et livré à lui-même, ne tarde pas à périr.

Donc le seul fait qu'une partie animale ne peut survivre à son retranchement n'implique pas d'une manière nécessaire que cette partie ne réunisse point tous les attributs d'un véritable zoonite.

Dès lors, de ce que telle partie retranchée du corps d'un chien ne continue pas à manifester la vie, on n'est pas en droit de conclure que cette partie ne constitue point ou ne renferme point un zoonite; et, par conséquent, l'expérience citée par M. Lacaze-Duthiers ne prouve rien jusqu'ici en faveur de sa thèse.

Mais la suite de cette expérience donne un nouveau résultat. Sera-t-il plus expressif et plus probant que les autres? Je ne le crois pas. « Si l'on poursuit la mutilation, on arrive toujours à un point de l'organisme tel que, lorsqu'il est atteint, la vie disparaît brusquement. » Ce point singulier de l'organisme, ce *nœud vital*, ajoute M. Lacaze-Duthiers, existe chez tous les Vertébrés, et ne se rencontre chez aucun Invertébré.

Cette double assertion du savant naturaliste a quelque chose de trop absolu : ramené dans les limites de l'exacte vérité, le fait mis en avant perd toute l'importance qu'il semblait avoir. Non, il n'est pas exact que la lésion ou la suppression complète du nœud vital soit suivie de la *mort brusque* de l'organisme entier, chez tous les Vertébrés ; chacun peut s'assurer par lui-même que les deux moitiés d'un reptile coupé transversalement sur certains points de sa longueur donnent l'une et l'autre des signes de vie, des signes non équivoques de souffrance, ou tout au moins de sensation et de puissance nervo-motrice, tout autant que les deux moitiés désunies d'une sangsue ou d'un hanneton.

« La moelle épinière des reptiles, des jeunes oiseaux et des « jeunes mammifères, » fait observer le Dr Calmeil, « semble éga- « lement susceptible, après l'enlèvement du cerveau, d'être mo- « difiée par nos irritations, de les *sentir*, et par suite *d'ordonner* « *des mouvements calculés durables*, etc. » (*Recherches sur la structure, les fonctions et le ramollissement de la moelle épinière*, dans le *Journal des Progrès des Sciences et Institutions médicales*, t. XI, p. 87.)

M. Lacaze-Duthiers nous dit : « Par opposition, prenons un insecte ou tout autre articulé : coupons des parties de son corps, séparons sa tête même : la vie ne disparaît point. » Non, en vérité, elle ne disparaît point, mais de la même façon et dans la même mesure qu'elle ne disparaît point chez la grenouille ou le canard à qui l'on a tranché la tête, c'est-à-dire qu'elle ne disparaît pas brusquement. Mais, de même que chez le reptile et l'oiseau décapités, elle ne tarde que peu de temps à s'éteindre.

« Si l'ablation de la moelle allongée, » dit M. Longet, « peut faire « perdre immédiatement la vie à un animal supérieur (mammi-

« fère ou oiseau), il n'en est pas de même, d'après les recherches de « Brown-Séquard (*Comptes rendus de l'Acad. des Sciences*, 1847, « t. XXIV, p. 363, et *Bulletin de la Société philom.*, 1849, p. 117), « des animaux à sang froid qui respirent aussi par la peau. La « durée de la vie peut se compter par *mois*, pour les batraciens; par « *semaines*, pour quelques autres reptiles; par *jours*, pour les pois- « sons; — puis par *heures*, pour les animaux hibernants (pendant « l'hibernation, et en employant l'insufflation pulmonaire); et par « *minutes*, pour les oiseaux et les mammifères. » (*Traité de Physiologie*, par Longet, t. II, p. 396.) Ainsi, contrairement à l'assertion de MM. Flourens et Lacaze-Duthiers, la lésion ou même l'entière ablation du « nœud vital » n'empêche point la vie de continuer un certain temps; et si ce temps, qui est de *plusieurs mois* pour les batraciens, se réduit à quelques instants pour un oiseau ou un mammifère, c'est uniquement parce que, chez les premiers, la respiration pulmonaire peut être suppléée par la respiration cutanée, ce qui ne saurait avoir lieu chez les seconds. Ce prétendu « nœud vital » n'est, comme on voit, qu'un *nœud respiratoire*. S'il est essentiel à la vie, c'est seulement parce qu'il est essentiel à la respiration ; et si cependant, grâce à une telle circonstance, cette petite portion du bulbe rachidien est, dans une certaine mesure, comme une clef de voûte pour l'édifice vital chez les Vertébrés, tandis que, chez les Invertébrés, aucun point de l'économie ne jouit d'un semblable privilége, cela tient à ce que, dans le premier cas, l'organisme étant une colonie de zoonites spécialisés et solidaires, ils ont un seul appareil respiratoire à eux tous; tandis que, dans l'autre cas, chaque zoonite composant, pourvu individuellement de tous les principaux instruments de la vie, porte avec lui son instrument respiratoire.

L'argument tiré du « nœud vital » pour appuyer la négation de la *formation zoonitique* des Vertébrés est donc mis ainsi à néant. De plus, l'expérience sur les insectes citée ci-dessus, dont le résultat est justement allégué par nos adversaires comme preuve de la multiplicité zoïque de l'organisme invertébré, devient maintenant contre eux une arme décisive : pratiquée sur les Vertébrés, la même expérience donnant lieu à des effets foncièrement identiques, comme nous venons de le voir, il est évident qu'elle prouve pour les Vertébrés ce qu'elle prouve pour les Invertébrés : c'est-à-dire que ceux-là, de même que ceux-ci, sont des composés de zoonites.

At ea ratione sequitur
Unam animantem animas habuisse in corpore multas.

Aux témoignages qui viennent d'être invoqués à l'appui de l'opinion que je soutiens, je vais en ajouter deux autres de la plus grande valeur.

« Un fait qui n'est pas d'un médiocre intérêt », écrit le Dr Carpenter, « c'est que l'axe crânio-spinal, qui représente chez les « animaux vertébrés le système nerveux des Invertébrés dans son « entier (à l'exception du rudiment de sympathique que ceux-ci pos- « sèdent), se rencontre dépourvu de tout couronnement chez le plus « bas de tous les Vertébrés connus, et y suffit à l'exercice de toutes « les fonctions. Nous voulons parler du curieux *Amphioxus*, petit « poisson qui n'offre pas le moindre vestige ni de cerveau ni de « cervelet, et chez lequel les ganglions sensoriaux eux-mêmes, « ainsi que les organes des sens spéciaux, sont purement rudimen- « taires; et chez lequel enfin la moelle épinière se compose d'une « série de ganglions visiblement distincts, bien que très-rapprochés « les uns des autres. Et même chez les Poissons Cyclostomes la « constitution des centres n'est guère supérieure, si ce n'est sous « le rapport du développement des ganglions sensoriaux. — Le « caractère des Vertébrés les plus élémentaires se rencontre jusque « dans l'espèce humaine, chez ces monstres qui naissent parfois sans « cerveau ni cervelet. Il s'en est trouvé qui ont vécu plusieurs « heures et même plusieurs jours, respirant, tétant, criant et « exécutant divers autres mouvements. Il n'existe aucune raison

« physiologique pour ne pas croire que leur vie pût se prolonger « indéfiniment si ces êtres recevaient les soins nécessaires. » (*Principles of Human Physiology*, 7e édition, p. 514.)

Après avoir entendu la Physiologie Expérimentale, la Physiologie Comparative et la Tératologie, écoutons l'Embryologie Humaine.

La citation suivante est empruntée aux *Comptes rendus de l'Académie des sciences*, série de l'année 1865. C'est un extrait d'un Mémoire de M. Camille Dareste, professeur d'Histoire Naturelle à la Faculté des Sciences de Lille, sur l'*Origine et le mode de formation des Monstres Omphalosites*, dont ce savant distingué a donné lecture à l'Académie.

« J'ai constaté en effet, » dit M. Dareste, « en étudiant un grand « nombre d'embryons qui avaient péri dans les premiers jours, et « même aussi dans les premières heures de leur développement, « des anomalies multiples dans lesquelles j'ai reconnu des cas de « paracéphalies, d'acéphalies et d'anidies en voie de formation. « Toutes ces anomalies, quelque diverses qu'elles fussent, présen- « taient cependant, comme caractère commun, l'absence, tantôt « complète et tantôt seulement partielle, de la gouttière primitive, « ou, en d'autres termes, des parties qui doivent former la colonne « vertébrale et le crâne.

« C'est surtout en étudiant ces sortes de faits que *j'ai pu me con- « vaincre du défaut de solidarité des diverses parties de l'organisme « dans les premiers temps de son existence*, fait très-important, que « je signalais dans une communication précédente. *On voit en effet « que les arrêts de développement qui portent sur une région du « corps n'entraînent pas nécessairement d'autres arrêts de développe- « ment pour les autres régions*. Il semble qu'alors *chacune des par- « ties de l'organisme existe pour son provre compte, et qu'elle « puisse se développer isolément et d'une manière indépendante. « comme les différentes parties de l'organisme des végétaux*. »

« *Et par conséquent, et* à fortiori, *comme les différentes parties de* « *l'organisme des animaux inférieurs* », aurait-on pu ajouter.

Il me semble facile, après les explications qui viennent d'être données, de se former une claire et juste idée de la différence qui sépare la constitution vertébrée de la constitution invertébrée. Celle-ci, considérée dans les types les plus rudimentaires, n'offre qu'une simple juxtaposition de petits organismes. A mesure que l'on s'élève sur l'échelle des Êtres, on voit ces organismes composants passer peu à peu à l'état d'*organes* par leur spécialisation fonctionnelle et en se solidarisant de plus en plus au point d'arriver finalement à la plus étroite dépendance mutuelle chez les Vertébrés supérieurs. M. Lacaze-Duthiers a comparé l'organisation invertébrée à une colonie; nous comparerons l'organisme des animaux en général à la société humaine, et nous signalerons ici un parallèle aussi instructif que curieux entre la loi qui préside à l'évolution de l'organisme animal absolu le long de la série zoologique, et la loi du développement de la forme sociale à travers l'Histoire.

Les degrés inférieurs de l'organisation invertébrée, où, comme nous le dit M. Lacaze-Duthiers, « chaque zoonite semble se suffire à lui-même, » nous sont représentés, dans la série sociologique, par cette forme élémentaire d'agrégation politique qui est un simple rapprochement matériel d'individus humains dans lequel chacun d'eux cumule toutes les fonctions de la vie sociale et ne compte que sur soi pour la satisfaction de ses besoins et sa protection. Dans cette société primitive, chacun est à la fois son propre pourvoyeur d'aliments, son propre cuisinier, son propre tisserand, son propre tailleur, son propre architecte, son propre maçon, son propre médecin, son propre avocat, son propre gouvernement, sa propre police, sa propre armée. Là, point de solidarité, mais une indépendance réciproque complète : l'homme ne fait encore partie de la société que comme l'atome intégrant d'une pierre fait partie de la masse minérale homogène. Aussi la destruction d'un membre quelconque d'un pareil corps social n'affecte-t-il en rien la condition de ses autres parties; et réciproquement, un membre retranché de tout le reste ne souffre aucun dommage sensible de cette séparation. Il continue à vivre, car il sait se suffire : *omnia secum portat.*

Mais envisageons maintenant notre civilisation au mécanisme si complexe, au travail si divisé, si spécialisé, aux intérêts si enchevêtrés, si solidaires, et nous comprendrons également bien que la mutilation aurait ici les conséquences les plus funestes, soit pour l'organisme, soit pour le membre retranché. Que l'on supprime de notre corps social, ou les agriculteurs, ou les industriels, ou les commerçants, ou les savants, et ce corps sera frappé comme par la foudre et entrera en dissolution. Ou bien, d'un autre côté, que l'on séquestre de notre milieu civilisé l'homme qui s'est spécialisé au point de ne plus être capable que de débiter des discours ou de façonner des têtes d'épingle, et il périra en proie à toutes les privations.

Et cependant la société civilisée la plus centralisée, la plus spécialisée, la plus solidarisée, la plus systématisée, est un composé d'hommes individuels parfaitement distincts en soi, tout comme les agglomérations sociales informes des Hottentots ou des Papous. Comprenons donc comment l'animal vertébré, pour avoir une organisation vitale plus unitaire et plus compacte que celle d'un annélide, n'en est pas moins pour cela composé, comme celui-ci, de zoonites dont les individualités respectives, bien que masquées par la spécialité et l'enchevêtrement fonctionnels et anatomiques d'une organisation supérieure, subsistent au fond avec une distinction entière et une parfaite intégrité.

Prétendre que l'économie du corps humain est mise en jeu par une seule sensibilité, une seule intelligence, une seule volonté siégeant au cerveau, c'est tout comme si, en voyant une compagnie de grenadiers bien exercés manœuvrer comme un seul homme au commandement de son capitaine, on allait conclure de là que ce groupe compacte ne renferme en soi qu'une intelligence et une volonté agissant directement sur les bras et les jambes des soldats pour les faire mouvoir. Comme dans l'organisme humain, il y a ici une seule tête générale gouvernant le corps entier, la tête du chef; mais, au-dessous de cette tête, de cette âme rectrice suprême, se range toute une serie de têtes et d'âmes subordonnées; et c'est seulement par l'intermédiaire de ces intelligences et de ces volontés subalternes, et non point d'une manière directe, qu'elle meut et dirige les bras et les jambes immédiatement placés sous leur pouvoir. L'âme du capitaine nous représente ici l'âme cérébrale, et chaque soldat est un des *zoonites* de la compagnie. Aussi bien que le chef, il est pourvu de tous les éléments essentiels de l'humanité; comme lui, il a une sensibilité, une pensée, une volonté propres, et les mêmes organes; seulement, comme il fait actuellement partie d'un organisme collectif, sa personnalité se trouve déguisée par les restrictions hiérarchiques de son autonomie et par les uniformités d'ensemble

Mais cette individualité, cette spontanéité, cette autonomie de chaque zoonite de ce corps factice apparaissent de nouveau dans toute leur plénitude aussitôt que, l'action organisatrice, centralisatrice et directrice du commandement venant à cesser, la troupe se disperse et revient à ses éléments. Alors ce n'est plus la volonté du capitaine qui règle les mouvements des soldats d'une manière uniforme : chacun d'eux n'obéit plus qu'à sa volonté à soi, et chacun se meut et se dirige à son gré.

Un résultat semblable a lieu par la décapitation d'un animal vertébré; c'est M. Cl. Bernard qui nous l'apprend en ces termes : « On a remarqué en effet, il y a longtemps, » dit l'illustre physiologiste, « que, pour exagérer la force des mouvements réflexes (dus à « l'action propre des zoonites rachidiens), il faut décapiter l'ani- « mal... L'influence du cerveau tend à entraver les mouvements

« réflexes. » (*Revue des Cours Scientifiques.*) Et une autre observation qui concorde bien avec celle-ci, c'est que l'influence des narcotiques, tout en comprimant l'activité cérébrale, semble mettre en liberté celle des centres nerveux de la moelle (Longet).

III

UNE CRITIQUE DU POLYZOÏSME

Lettre de l'Auteur au Directeur des *Annales médico-psychologiques.*

La Chaldette-les-Bains (Lozère), le 25 août 1869.

Mon cher Directeur,

Je viens répondre à une critique, et vous m'en accorderez le droit, j'en suis sûr, qui m'est adressée dans les *Annales médico-psychologiques* de juillet dernier (me trouvant en voyage, elles me sont parvenues tardivement).

Il faut que M. Foville ait lu mon mémoire sur le *Polyzoïsme* (1) avec bien peu d'attention et bien peu de bienveillance pour y avoir découvert les inconséquences qui m'attirent ses reproches. Notre collègue termine son appréciation de mon étude par ces mots : « En « vérité, s'est-il écrié, il est facile de triompher quand on s'en prend « ainsi à des ennemis absents. » Que notre honorable collègue me permette de lui retourner son observation; elle lui est applicable on ne peut mieux, vous allez en juger.

Voici en deux mots quelle est la thèse que j'ai développée dans le Mémoire dont il s'agit.

Je pose en fait que chacun des centres nerveux du cordon médullaire est un petit cerveau, et qu'il possède comme tel tout ce

(1) Il s'agit de la *lecture* donnée ci-dessus p. 1, et publiée déjà dans les *Bulletins de la Société d'Anthropologie.*

qu'il y a d'essentiel dans les attributions du grand centre céphalique lui-même; autrement dit, je soutiens que ces centres nerveux subordonnés sont les siéges d'autant de centres psychiques en tout comparables au centre psychique qui occupe le cerveau, et que nous appelons *le moi.*

En second lieu, j'ai avancé qu'à chacun de ces cerveaux inférieurs correspond une portion de l'organisme total, portion qui elle-même est un véritable organisme entier, en ce sens qu'une telle partie réunit tous les éléments essentiels du mécanisme vital. Et enfin j'ai ajouté que ces organismes élémentaires, dont chacun a pour cerveau un centre médullaire distinct, sont les représentants, sont les homologues exacts des *zoonites* ou animaux élémentaires dont tout animal individuel, chez les Invertébrés, n'est qu'une agrégation, n'est qu'une *colonie* (Lacaze-Duthiers), au dire unanime des naturalistes contemporains.

Or, ces propositions, émises pour la première fois par moi, il y a quinze ans (1), ne devaient rencontrer que peu de faveur auprès de nos physiologistes officiels (lesquels changent visiblement d'opinion ou de tactique à cet égard, depuis quelque temps (2), et j'avais dû

(1) Voir mon livre intitulé *Électro-dynamisme vital,* 1 vol. in-8 de 400 pages. Paris, 1855.

(2) Consulter, entre autres documents récents, le *Discours* de réception de M. Cl. Bernard à l'Académie française. L'illustre vivisecteur, dans ce discours, arbore hardiment ses couleurs sur une doctrine physiologique qui a fait son apparition pour la première fois, il y a quinze ans, dans un de nos livres, mais que la science académique trouvait sans doute trop mal recommandée par un auteur sans caractère officiel pour lui ouvrir ses augustes portes. Espérons que notre doctrine va entrer dans le port, maintenant, à pleines voiles, sous le pavillon de l'illustre physiologiste trois fois académicien et sénateur. Nous aimons trop à avoir une opinion avantageuse du caractère de M. Bernard pour ne pas chercher à nous persuader que, s'il a gardé en cette occasion et en toute autre une réserve absolue à notre égard tout en se faisant le champion de nos idées, c'est uniquement dans la préoccupation d'assurer la fortune de ces idées, et dans la crainte de les compromettre par la révélation d'une paternité obscure. Cependant si, pour le bien de ces filles de nos entrailles, nous pouvons nous résigner à nous les voir ravir par un puissant protecteur bien plus à même que nous d'assurer leur sort, nous ne saurions souffrir en silence qu'il les défigure

m'appliquer à étayer mon principe de toutes les preuves, directes ou indirectes, que la science pouvait me fournir. J'avais employé entre autres l'argument suivant :

Reconnaître, disais-je, que les centres nerveux des systèmes réflexes sont assimilables au cerveau sous le triple rapport histologique, organologique et physiologique, ainsi que de nos jours tout le monde l'admet, et nier en même temps, comme le fait la physio-

et les estropie, dût-il les doter d'ailleurs tant et plus. Aussi, nous permettons-nous d'inviter respectueusement l'illustre académicien à ne plus associer à nos principes de polyzoïsme l'absurde notion de l'*inconscience* d'actes psychiques. Jusqu'ici il n'avait guère été question, dans cet ordre d'erreurs, que de la sensibilité ; mais quand ce sont les actes de l'intelligence eux-mêmes que M. Cl. Bernard déclare *inconscients*, après avoir dit *hélas !* c'est le cas de crier *holà !* « Intelligence inconsciente », c'est en effet un *nec plus ultrà* que l'inexpérience philosophique, si naïve pourtant, de la physiologie expérimentale, n'avait pas encore atteint. Ces observations faites, voici quelques-unes des déclarations doctrinales les mieux caractérisées du savant orateur de l'Académie française :

« ... Mais quant à l'intelligence elle-même... les expériences physiologiques nous « démontrent que cette force n'est point concentrée dans le seul organe céré- « bral, et qu'elle réside au contraire à des degrés divers dans une foule de « centres nerveux inconscients échelonnés tout le long de l'axe cérébro-spinal, « et qui peuvent agir d'une façon indépendante, quoique coordonnés et subor- « donnés hiérarchiquement les uns aux autres... »

« Chaque fonction du corps possède ainsi son centre nerveux spécial, *véritable* « *cerveau inférieur*, dont la complexité correspond à celle de la fonction elle- « même. Ce sont là les *centres organiques* ou *fonctionnels*... Chez les animaux « inférieurs, ces centres inconscients constituent seuls le système nerveux, etc. »

Centres psychiques inconscients, intelligence et conscience séparées l'une de l'autre, ce sont là d'énormes lapsus qui donneraient à penser que M. Bernard ne connaît point la valeur des mots dont il fait usage ; qu'il fasse disparaître ces taches de sa nouvelle doctrine, et les connaisseurs jugeront comme moi que la copie reproduit l'original jusqu'à la lettre.

La remarque suivante a déjà été faite par un des écrivains les plus autorisés de la *Gazette Médicale de Paris*, dans un long et savant compte rendu consacré au Discours de M. Bernard :

« ... Nous n'avons pas à revenir sur les doctrines de M. Cl. Bernard, doctrines « qui ne diffèrent qu'insensiblement de celles que professent les disciples de la « philosophie positive. Nous devons remarquer seulement, afin de rendre « justice à chacun, que les propositions émises dans ce discours de réception, « sont un peu plus larges que celle que l'auteur a consignées dans ses écrits « officiels et dogmatiques, *et que nous y avons retrouvé avec plaisir et sans la* « *moindre surprise quelques-uns des aperçus les plus ingénieux de M. Durand (de* « *Gros).* » (*Gazette médicale* du 5 juin 1869.)

logie classique, que ces cerveaux inférieurs soient pourvus de l'activité psychique, c'est-à-dire de la conscience, du moi, est aussi irrationnel que de faire du *moi* l'attribut propre du cerveau de l'homme à l'exclusion du cerveau de toutes les autres espèces animales.

L'école de Descartes et celle de Buffon, continuais-je, ont énergiquement et obstinément soutenu le « pur automatisme des bêtes » ; aujourd'hui une telle opinion est rejetée par tous les savants comme une erreur grossière. Eh bien, en soutenant *le pur automatisme* des systèmes réflexes, c'est-à-dire en soutenant que le cerveau céphalique est le seul qui possède la conscience, le sentiment, la volonté, le moi, et que les petits cerveaux médullaires sont des mécanismes inconscients, la physiologie du XIXe siècle commet à son tour une autre inconséquence choquante en tout pareille à celle qu'elle reproche si justement à la physiologie du siècle passé.

Tel était mon raisonnement, assez clairement exposé, je crois. Eh bien, M. Foville a vu là une tentative absurde dont le but serait d'établir que les physiologistes contemporains ont tort en professant l'automatisme des bêtes ! Et alors mon critique indigné de s'exclamer en ces termes :

« Mais où M. Durand (de Gros) a-t-il jamais vu ou entendu sou-
« tenir les énormités auxquelles il s'attaque ?... Qui a jamais soutenu
« que les animaux, surtout les animaux supérieurs, n'eussent pas à
« un certain degré des facultés intermédiaires à la sensation et à
« l'action, et comparables par conséquent, sinon assimilables, à la
« pensée et à l'intelligence ? etc., etc., etc. »

Soit dit encore une fois pour que notre honorable collègue le comprenne bien, il ne s'agissait pas pour moi d'accuser la physiologie contemporaine de croire à l'automatisme des bêtes ; tout au contraire, mon argumentation consistait à lui démontrer qu'elle tombe dans une grande inconséquence en condamnant avec mépris les anciens partisans de l'automatisme des bêtes, d'une part, et, d'autre part, en posant elle-même en principe l'automatisme des centres nerveux de la moelle. Est-ce clair?

Rappelons en passant à M. Foville, qui semble l'avoir oublié, que ce préjugé scientifique, connu sous le nom d'automatisme des bêtes, et qualifié par lui d'*énormité*, était bien l'opinion de la science officielle au XVIIIe siècle. Réaumur ne fut-il pas traité d'*imbécile* par le grand Buffon pour avoir osé se séparer sur ce point de la doctrine orthodoxe d'alors?

Et maintenant, mon cher directeur, je ne trouve plus rien d'étonnant à ce que M. Foville, envisageant mes idées à travers un verre qui possède à un tel point la propriété de défigurer les objets, n'ait pu réussir à apercevoir « *les caractères et les conséquences que j'attribue au polyzoïsme humain*. » Si mon honorable critique est véritablement désireux de s'éclairer à cet égard, il n'a qu'à se donner la peine de relire mon Mémoire dans les *Bulletins de la Société d'Anthropologie* avec le soin qu'il a négligé d'apporter à une première lecture sur laquelle il s'est cru en droit de me juger et de me condamner. Pour décider M. Foville à m'accorder cette juste réparation, je crois utile de mettre sous ses yeux les lignes suivantes dans lesquelles la *Revue Anthropologique* (*the Anthropological Review*) de Londres, n° d'avril 1869, p. 196, résume son appréciation du même travail :

« *Polyzoïsme*, tel est le titre d'une communication très-intéressante de M. Durand (de Gros). Si l'auteur de ce travail réussit à établir sa théorie, nul doute qu'elle ne produise dans la science une révolution d'une importance immense, car elle renverse ce qui depuis longtemps était passé à peu près à l'état de dogme, etc. »

« (Polyzoism » is the title of a most interesting paper by M. Durand (de Gros). If the author of the contribution can establish his theory, it will undoubtedly be a revolution in science of immense importance : for it would reverse what has been considered almost a dogma for a long period, etc.) »

DEUXIÈME PARTIE

LA PARENTÉ ZOOLOGIQUE

Ex uno omnia.

I

LA TORSION DE L'HUMÉRUS ET LA FILIATION DES ESPÈCES

(LECTURE)

Messieurs,

Dernièrement, dans une communication pleine d'intérêt (1), notre savant collègue M. le professeur Martins nous rappelait que l'humérus de l'homme est un os tordu, et en même temps il nous apprenait que l'angle de cette torsion varie d'une race humaine à une autre, ce qui, ajoutait-il avec à-propos, peut fournir un signe de plus au diagnostic ethnologique.

Mais ce caractère singulier de conformation propre à l'os du bras (2) n'aurait-il point quelque autre signification encore? Ne contiendrait-il pas en outre quelque révélation d'un ordre différent et d'une importance supérieure? Cette question n'a pas été énoncée par l'honorable auteur de la communication, mais il l'a fait naître

(1) Voir les *Bulletins de la Société d'Anthropologie*, année 1868.

(2) Je n'entends pas dire pour cela que l'humérus soit absolument la seule pièce du squelette qui présente un caractère de ce genre. Le fémur est tordu aussi chez certaines espèces, et notre radius, outre ses incurvations, offre encore quelques traces de torsion assez marquées. (Voyez plus loin.)

dans l'esprit de beaucoup d'entre nous sans doute, quand il a développé sa distinction de l'*actualité* et de la *virtualité* pure en matière de transformations ou de déformations organiques.

Un point est hors de doute : dans les organismes animaux ou végétaux, il est certaines parties présentant normalement des *états* de modification, d'altération mécanique manifeste, sans que pour cela elles aient subi aucun *acte* d'altération, aucune contrainte, aucune violence de nature correspondante durant le cours de la vie (intra-utérine ou extra-utérine) des individus. La torsion de l'humérus est un de ces cas : cet os, chez l'homme, est tordu, tordu visiblement sur son axe et d'environ 180 degrés, et cela toutefois sans qu'aucune force de torsion se soit exercée à aucune époque sur la substance de l'organe individuel que nous avons sous les yeux. En effet, ainsi que nous l'a fait remarquer l'éminent naturaliste de Montpellier, cette disposition se montre déjà au moment où l'os fait son apparition première chez le fœtus, et en quelque sorte même auparavant, car les parties molles, qui sont destinées à le revêtir, et qui se forment les premières, se disposent déjà d'avance selon les connexions anatomiques qu'elles auront plus tard avec cet axe osseux non encore formé (1).

Plusieurs autres faits analogues ont été cités à ce propos par notre collègue ; il les a pris dans l'organogénie végétale. La zoologie lui en eût fourni également une multitude et de très-remarquables assurément. Ne mentionnons ici qu'un seul de ces innombrables exemples, celui des Poissons Pleuronectes, véritable famille tératologique dont une déviation des os du crâne et une tête monstrueusement asymétrique constituent l'un des caractères génériques les plus essentiels.

(1) M. Ch. Martins, rectifiant dans sa communication écrite cet énoncé de son exposition verbale, nous apprend (voir les *Bulletins de la Société d'Anthropologie*, année 1868, p. 326) que, d'après les recherches de M. Gegenbauer, la torsion humérale ne serait que de 137 degrés chez le fœtus humain, et se compléterait graduellement chez l'enfant.

La distinction posée par M. Martins est donc légitime ; il y aurait, en effet, un abus fâcheux à confondre les modifications organiques purement individuelles et directement acquises avec celles que nous tenons de l'hérédité et de notre type spécifique. Cependant, affirmer que telle conformation caractéristique dans le squelette d'une espèce est un résultat de déviation violente, et soutenir en même temps que ce résultat n'est pas l'œuvre de la violence, qu'il est spontané, qu'il se produit en dehors de toute action efficiente de nature adéquate, n'est-ce pas contredire ouvertement à l'un des premiers axiomes de la logique ? N'est-ce pas l'équivalent de dire qu'il existe des effets sans cause ? Sans doute, l'on pourra se retrancher derrière le témoignage de l'observation organogénique, mais la raison n'en sera pas pour cela satisfaite ; il restera une antithèse, une contradiction apparente entre ce que l'expérience nous montre et ce que l'intelligence nous démontre, c'est-à-dire un parodoxe, c'est-à-dire un nouvel et important problème qu'il sera permis au simple observateur de négliger, mais qui commande l'attention et appelle les investigations du naturaliste philosophe.

Comparaison n'est pas raison, je le sais ; cependant, si l'on ne peut prouver par des similitudes, elles peuvent servir à éclairer une démonstration plus rigoureuse ; laissez-moi donc, Messieurs, vous en faire une.

D'une statue de marbre on peut tirer par le moulage un nombre indéfini de statues de plâtre ou de bronze qui seront toutes parfaitement semblables à la première. Elles en reproduiront fidèlement, exactement, tous les traits par lesquels s'accuse chaque coup de ciseau frappé par le statuaire ; mais ces marques du ciseau, qui sont actuelles dans la statue originale, ne seront plus que virtuelles dans les copies ; le plâtre et le bronze portent, en effet, la trace indéniable, la trace manifeste du fer et du marteau, et pourtant le fer et le marteau n'y ont pas touché ! Oui, les effets du travail plastique empreint sur la matière moulée ne sont qu'une virtualité, mais ils sont l'image authentique et le témoin irrécusable d'une actualité : ils attestent l'existence antérieure, existence fort éloignée peut-être, mais qu'importe? d'une forme modèle réellement issue de ce travail, d'une forme primitive qui fut tirée lentement, graduellement, laborieusement et industrieusement, d'un bloc de pierre.

Je crois, Messieurs, qu'il en est de même des formes vivantes : ce que la génération, ainsi que le moulage, reproduit à tout instant sous nos yeux, avec une si merveilleuse facilité, en si peu de temps, et à des myriades d'exemplaires, serait le fruit inépuisable d'un travail ancien, d'une longue et douloureuse élaboration, d'une longue série d'efforts dépensés à constituer LE MOULE DES ESPÈCES.

Les déformations virtuelles, ainsi désignées par M. Martins, la torsion de l'humérus, par exemple, devraient à ce compte être considérées comme des déformations primitivement actuelles passées à l'état de formes spécifiques par l'effet de l'hérédité. Un autre de nos nouveaux et plus distingués collègues, M. Jules Guérin, qui a pris ensuite la parole, m'a paru en juger ainsi. Il a tracé un parallèle hardi et lumineux entre les deux ordres de faits, et, nous expliquant la genèse connue de ceux-ci, il nous a permis d'entrevoir l'origine mystérieuse de ceux-là. Chez les pieds bots, nous a-t-il dit, les efforts musculaires constants appliqués par la volonté du marcheur à surmonter la résistance qu'il rencontre dans la déviation de ses extrémités, prenant appui sur les os de la jambe, sur le fémur et le bassin, ont pour effet de déformer, de tordre ces parties, et cette torsion actuelle est, quant au résultat, entièrement comparable à la torsion virtuelle de l'humérus; or, pourquoi ces deux sortes de torsions ne seraient-elles point également comparables quant à leur origine, quant aux causes et au mécanisme de leur production? Qu'est-ce donc qui s'oppose ici à ce que deux ordres de faits identiques en apparence soient identifiés en réalité, et que celui des deux qui est encore inexpliqué, qui est encore une énigme, rencontre son explication dans l'autre, et une explication non moins satisfaisante qu'inespérée? Pour cela, ne suffit-il pas d'envisager la torsion de notre humérus comme la reproduction héréditaire d'une torsion originellement produite à la façon des déviations artificielles de la jambe des pieds bots chez un commun et lointain ancêtre duquel seraient issues toutes les espèces marquées aujourd'hui de ce signe devenu caractère constitutif et constant?

Le savant chirurgien n'a pas énoncé formellement cette conclusion; au surplus a-t-il peut-être sagement fait de ne pas rompre en visière avec un préjugé puissant et susceptible à l'égard duquel les esprits les plus indépendants peuvent être tenus à des ménagements commandés par des devoirs de position; il n'en est pas moins vrai qu'un telle conclusion découle des considérations brillantes exposées par M. Guérin. Et maintenant, Messieurs, permettez-moi de venir vous dire avec toute la modestie, mais aussi avec l'indépendance entière, qui conviennent à un simple et libre volontaire de la science, que cette conclusion tacite de mon éminent collègue n'est pas seulement conforme à la vraisemblance, mais que certaines données d'anatomie comparative permettent de l'établir sur une démonstration pour ainsi dire directe et matérielle.

Serait-il donc vrai, Messieurs, qu'une volonté créatrice façonnant les organismes vivants au gré de ses fantaisies se donnât le plaisir étrange de mettre à son œuvre un faux visage, de déguiser cette œuvre sous une apparence mensongère, comme pour fourvoyer les recherches du savant, comme pour se jouer des calculs de la raison et en déconcerter les plus nobles et les plus méritoires efforts? Il faudrait bien se résigner à croire qu'il en est ainsi, si la torsion de l'humérus n'était que feinte; si, alors que cette torsion s'accuse par les marques les plus ostensibles comme une déformation mécanique d'un os régulier, d'un os de *droit fil*, dont on trouve le similaire dans le fémur; si, dis-je, cet os primitif régulier, cette forme primordiale et typique n'était qu'une fiction sans réalité.

De cela il n'y pas un siècle, le préjugé avait encore la puissance d'obscurcir la raison des savants au point de les empêcher de reconnaître des vestiges d'êtres organisés dans les ossements que la pioche exhumait par hasard de la profondeur des couches géologiques. Dans ces irrécusables témoins d'antiques existences animales, la science, ainsi aveuglée, ne voyait que des pierres... Mais pourquoi ces pierres, ces surprenantes pierres affectaient-elles les formes précises d'une vertèbre, d'une côte, d'un tibia? C'est par l'effet d'un *jeu de la nature*, répondait-on gravement. Et l'histoire naturelle, satisfaite d'une aussi plausible explication, n'avait garde de se laisser aller à la folie de croire que le sein de la terre recélât et tînt en réserve, pour l'émerveillement et l'instruction des savants à venir, les cadavres de plusieurs populations végétales et animales ayant tour à tour régné et péri à la surface du globe.

Jeu de la nature! Grâce à l'illusion de cette sorte de formule magique, grâce au prestige de ce séduisant non-sens, l'homme le plus sensé, l'anatomiste le plus expérimenté, mis en présence de la colonne vertébrale de quelque saurien des époques secondaires, croyait, de toute bonne foi, n'avoir sous ses yeux qu'un chapelet de cailloux curieusement taillés par dame Nature en ses heures de loisir...Écoutons le bons sens, profitons des écoles du passé; que les folies de nos devanciers servent au moins à nous rendre plus sages, et n'allons pas à notre tour, et moins excusables, nous laisser arrêter en chemin par ce pitoyable fantôme des jeux de la nature, ni par quelques autres fantômes *ejusdem farinæ* qui en ce moment nous défendent l'entrée d'un des plus magnifiques jardins de l'Anatomie Philosophique.

Ah! Messieurs, quand cesserons-nous de nous blouser sur nos métaphores, quand cesserons-nous de réaliser et personnifier des abstractions, et de nous laisser imposer par cette fantasmagorie! Puissions-nous, une fois pour toutes, nous bien pénétrer de cette vérité salutaire : c'est que le mécanisme de la création (j'emploie le mot consacré faute d'autre) appartient aux investigations de la science aussi bien que le mécanisme fonctionnel de nos organes, et que tout ce qui se fait et s'est fait dans le monde s'effectue par des procédés naturels, c'est-à-dire rationnels; et qu'enfin l'obscurité de ces procédés, si cachés, si mystérieux soient-ils, tient à notre ignorance présente et ne tient en aucune sorte à une prétendue infirmité essentielle de la raison.

Après avoir écouté M. Martins et M. Guérin, je me suis dit : L'humérus étant tordu chez l'homme, il doit se trouver, parmi les vertébrés inférieurs, quelque type, fossile ou vivant, chez lequel cette torsion n'existe pas, chez lequel cet os présente encore sa forme de régularité première; et une série de types modifiés offrant les différents degrés intermédiaires d'une torsion progressive doivent également se rencontrer entre cette espèce fondamentale et celles où une telle métamorphose a atteint l'apogée de son évolution. Bref, l'humérus humain étant un *fémur tordu*, cet os, me suis-je dit, existe certainement à l'état de fémur non tordu, à l'état de fémur vrai, chez certaines espèces plus anciennes.

J'ai fait alors appel à mes souvenirs zoologiques, et cette induction, qui vous aura paru peut-être bien téméraire, s'est trouvée juste, s'est vérifiée au delà même de mes audacieuses espérances.

Les deux types fossiles qui marquent le passage de la forme poisson à la forme reptile, l'Ichthyosaure et le Plésiosaure, offrent, le premier surtout, une similitude tellement étroite entre le membre thoracique et le membre pelvien, que l'œil de l'anatomiste le plus exercé serait assurément nécessaire pour découvrir dans la structure respective de ces parties un signe quelconque donnant le moyen de les différencier. La même uniformité se retrouve, quoique avec une forte nuance en moins, chez nos Tortues de mer.

Ainsi, dans tous ces genres, les quatre appendices locomoteurs sont sensiblement similaires, ceux de devant répétant servilement ceux de derrière, et dans quelques cas n'en différant pas davantage que ne diffèrent entre eux les deux membres opposés d'une même paire bilatérale.

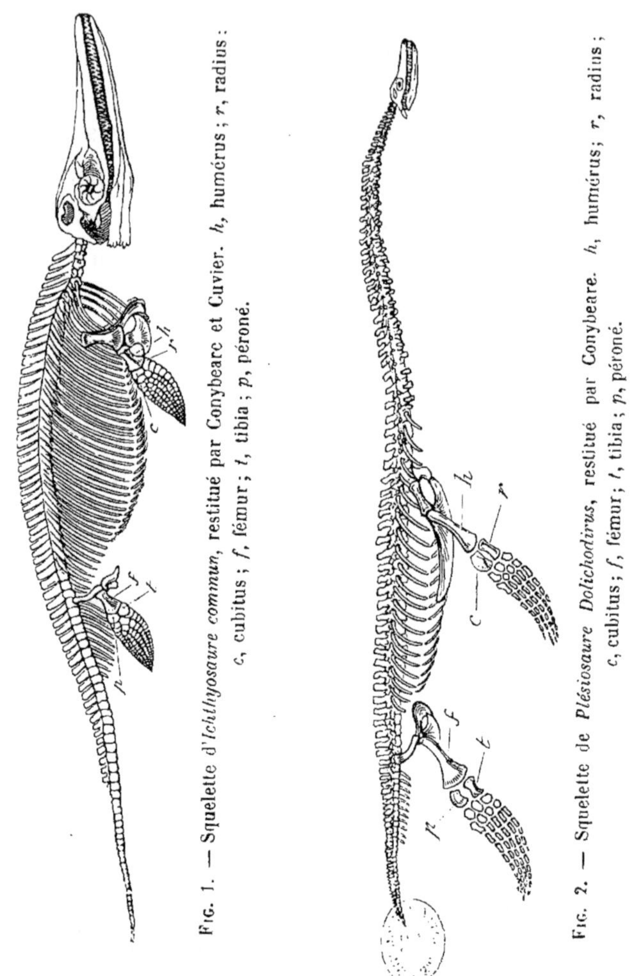

Fig. 1. — Squelette d'*Ichthyosaure commun*, restitué par Conybeare et Cuvier. *h*, humérus ; *r*, radius ; *c*, cubitus ; *f*, fémur ; *t*, tibia ; *p*, péroné.

Fig. 2. — Squelette de *Plésiosaure Dolichodirus*, restitué par Conybeare. *h*, humérus ; *r*, radius ; *c*, cubitus ; *f*, fémur ; *t*, tibia ; *p*, péroné.

Eh bien, Messieurs, l'uniforme structure et l'uniforme disposition de ces quatre parties ne se rapportent point à la structure et à la disposition caractéristiques de nos bras ; elles concordent avec la structure et la disposition caractéristiques de nos jambes. (Vous me permettrez de désigner par ces deux mots, pour un moment, à la manière du langage vulgaire, les deux membres, thoracique et pelvien, pris dans leur entier.)

En effet, chez ces animaux, la pièce osseuse du membre antérieur répondant à notre humérus ne présente aucune torsion; c'est un os symétrique, uni et tiré de droit fil ; c'est, à vrai dire, un fémur en tout pareil, pour la forme et la position, à son homotype du membre postérieur; et ce fémur thoracique s'articule avec un véritable tibia et un véritable péroné, et cette articulation, de même que l'articulation pelvienne correspondante, a sa flexion (actuelle ou virtuelle) en arrière, son angle saillant en avant : ce n'est pas un coude, c'est un autre genou (1).

Cette précieuse indication va acquérir une valeur évidente et décisive en s'éclairant et se complétant successivement par deux nouvelles observations; les voici :

Chez les Tortues Bourbeuses, pourtant si semblables d'ailleurs aux Tortues Marines, une différence de conformation déjà fort considérable met une première séparation entre la forme thoracique et la forme pelvienne, et en fait deux types très-distincts; mais c'est la première surtout qui rompt l'uniformité primitive : le fémur antérieur commence à se tordre et tend visiblement à passer à l'état d'humérus. Ce rayon osseux ne se contourne pas seulement sur lui-même, il s'arque fortement sous l'influence manifeste d'une même tendance, qui est d'amener les pattes à reposer sur leur bord radial, la face palmaire en dehors, à l'instar de celles de la Taupe, et dans un but fonctionnel analogue et facile à concevoir.

Ce premier degré de torsion humérale (je devrais dire *fémorale*) ne fait guère tourner le genou en dedans que d'un quart de circonférence à peine, et seulement de manière à amener le péroné (le futur cubitus) sur la face antérieure de la jambe; et dans cet os en voie de transformation se distingue déjà un rudiment d'apophyse olécrane.

(1) La règle ainsi formulée n'est pas tout à fait exacte ; on en trouvera la rectification dans la *lecture* suivante.

Nous constatons là le premier pas, Messieurs, dans la voie d'une torsion progressive qui, d'espèce en espèce, d'échelon en échelon,

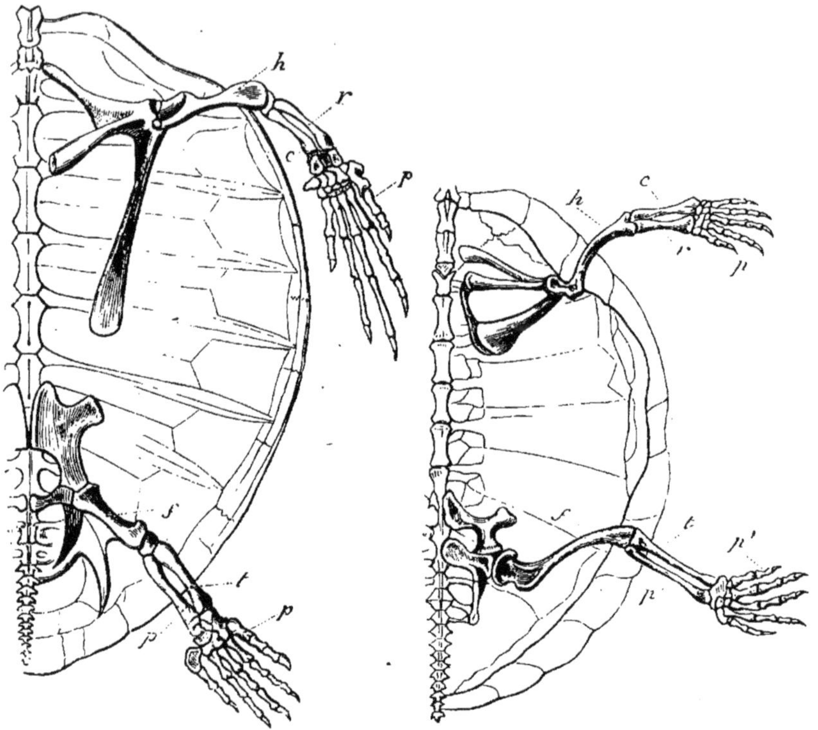

FIG. 3. — Squelette de *Chélonée Caouane* (T. de Mer), vu de face (moitié gauche), après l'enlèvement du plastron. *h*, humérus; *r*, radius; *c*, cubitus; *p*, pouce; *f*, fémur; *t*, tibia; *p*, péroné; *p*, pouce.

N. B. Observer que l'humérus est plat et sans torsion, que le radius et le tibia, ainsi que les pouces, ont la même situation relative, et que la *main* et le *pied* offrent à nos regards leurs faces palmaire et plantaire.

(Cette figure et la suivante sont empruntées à l'*Erpétologie* de Duméril et Bibron.)

FIG. 4. — Squelette de *Cistude Commune* (T. de Marais), présenté comme celui dont précède la figure, et avec mêmes notations littérales.

N. B. Remarquer la torsion très-accentuée de l'humérus, et l'inversion de la main qui en résulte. La main nous montre ainsi sa face dorsale, tandis que le pied nous montre sa face plantaire, et les deux pouces sont en dedans et en opposition réciproque au lieu d'être en parallélisme.

doit aboutir à substituer la pleine forme coudée dans le membre antérieur à sa forme genouillée originelle. (Voir *fig.* 3, 4, 5, 6, 7 et 8.)

Mais, demanderez-vous, sous quelle influence cette déviation graduelle du type primitif se produit-elle ? Je répondrai qu'il n'est pas impossible d'en juger quand on a le bonheur de surprendre cette transformation dans ses débuts, ainsi que nous venons de le faire. Les bras difformes de cette Tortue Fangearde que je place ici sous vos yeux n'attestent-ils pas, avec une criante évidence, chez les individus dont toute la race est issue, une lutte énergique des muscles engagée contre les rayons osseux pour les contraindre à se plier à un mode insolite de locomotion commandé par une situation nouvelle? (Voir fig. 1.)

Vivant dans des mers ou des lacs aux eaux profondes, l'Ichthyosaure, le Plésiosaure et la Chélonée se mouvaient dans ce milieu tout aquatique à l'aide d'organes exactement appropriés à un tel besoin, c'est-à-dire à l'aide d'une double paire de rames. Un jour, les grandes eaux s'abaissèrent, et le lac devint un marais, un immense cloaque, une mer de bourbe. Une alternative inexorable se produisit alors pour les malheureux hôtes du lieu : ou mourir, ou plier leurs habitudes et leurs organes à ce changement profond de milieu. Ainsi, les reptiles rameurs, tombés au sein du limon et parmi les détritus du marécage, n'eurent d'autre choix que de s'éteindre ou de se transformer en barboteurs. Le plus grand nombre, sans doute, et entre autres l'Ichthyosaure et le Plésiosaure, ne surent prendre que le premier parti : ils se laissèrent tuer par les nouvelles conditions d'existence. Mais la Tortue est pourvue, comme on sait, d'une organisation particulièrement vivace ; quelques individus de cet ordre purent survivre sans doute au cataclysme et s'accommoder tant bien que mal aux circonstances si nouvelles et si peu propices qui leur étaient faites. Ils se trouvèrent dans la situation de ces pieds-bots dont M. Guérin nous disait l'histoire. Possédant des organes locomoteurs conformés uniquement pour la navigation à la rame, la Tortue se trouve plongée maintenant dans un milieu demi-solide et encombré de toute sorte de débris, dans lequel la progression ne lui est possible qu'en écartant, par des mouvements successifs qui le rejettent sur les côtés, un obstacle renaissant sans cesse ; l'animal s'efforcera donc de donner à ses pattes, ou mieux à ses *palettes* de devant, une direction verticale et de leur imprimer ensuite un mouvement latéral alternatif. Cette violence continue aux dispositions natives de l'organe finira par en altérer les formes et par l'accommoder d'une manière approximative, et à la rigueur suffisante, à un usage pour lequel il n'était point fait.

Il suffit d'avoir en même temps sous les yeux l'appareil locomoteur d'une Tortue Marine et celui d'une Tortue de Marais, pour se convaincre que le premier s'est constitué sans violence, par un progrès naturel et facile qui l'a amené à une harmonie parfaite avec les conditions ambiantes, tandis que le second, tortueux, difforme, accuse le long tourment d'un organisme nageur condamné à se torturer soi-même pour se rendre apte à se déplacer à travers la vase, et arrivant ainsi par degrés à se forger des jambes monstrueuses, de même que le pied-bot, dans ses continuels efforts pour redresser son pied et le faire porter à plat sur le sol, déforme le membre tout entier et remédie ainsi en partie à un empêchement fonctionnel en compensant une première déviation par une seconde.

J'interromps cette démonstration pour vous soumettre l'idée de deux considérations, de deux points de vue nouveaux à introduire dans les classifications zoologiques.

1° Il s'agirait de scinder ainsi l'ensemble des vertébrés à membres articulés : d'un côté, les espèces qui ont l'humérus droit fil et le membre antérieur *genouillé* (ployé en genou); de l'autre, les espèces où l'humérus est tordu et le membre antérieur *coudé*. Dans le premier de ces deux groupes nous aurions les espèces *paléomorphes*, nous offrant l'organisme archétype des animaux à vertèbres encore vierge des révolutions ultérieures qui l'ont transformé en détruisant,

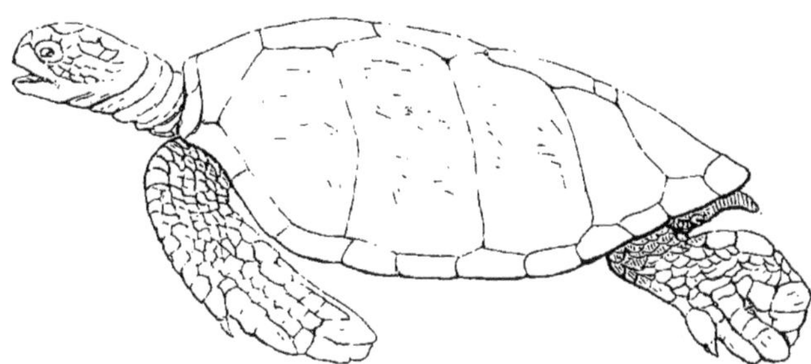

FIG. 5. — *Tortue Caouane* (T. de Mer). Le membre antérieur est *semi-géniculé*, avec sa face dorsale en dehors.

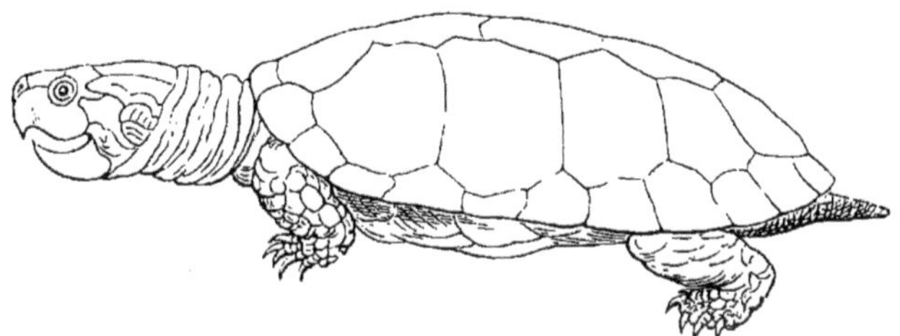

FIG. 6. — *Peltocéphale Tracaxa* (T. de fleuve et de rivage). Son membre antérieur est dirigé en avant et complétement *géniculé*.

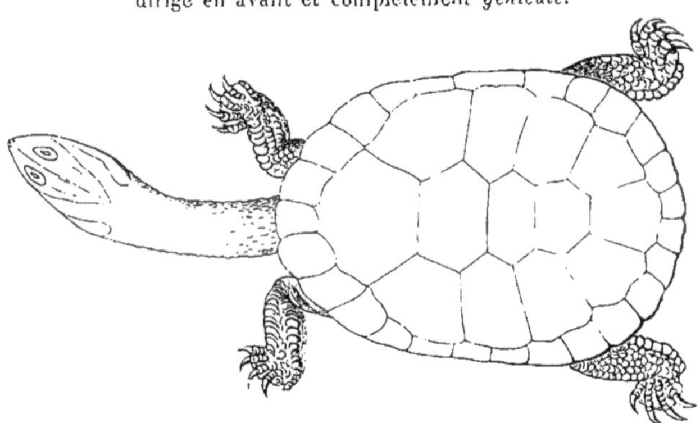

FIG. 7. — *Chélodine de la Nouvelle-Hollande* (T. aquatique et terrestre). La disposition *cagneuse* de ses bras indique un acheminement marqué à la *cubitation*.

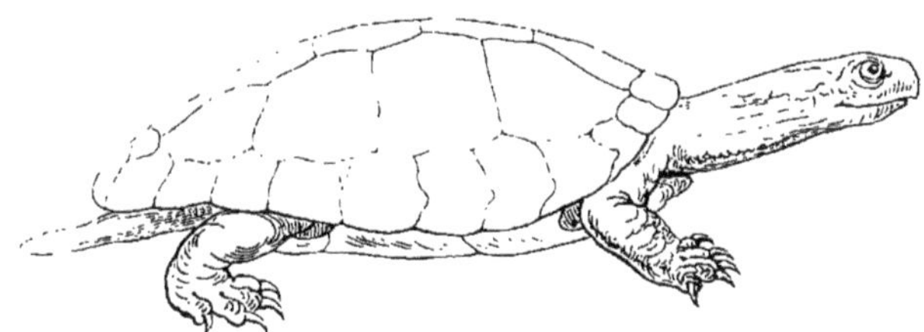

FIG. 8. — *Emyde de Beale* (T. aquatique et terrestre). Son bras tordu et son avant-bras retourné se ploient l'un sur l'autre en avant, et forment déjà un vrai *coude*.

à des degrés divers, l'uniformité et le parallélisme des deux paires d'appendices locomoteurs.

2° Je proposerais une autre division dichotomique applicable à tous les organismes, animaux ou végétaux, aux races ainsi qu'aux espèces ; elle consacrerait une distinction naturelle à observer entre les organismes qui sont *harmoniques*, c'est-à-dire en corrélation exacte, en parfait accord avec leur milieu et leur fonction, — et les organismes *inharmoniques*, c'est-à-dire plus ou moins mal assortis à leurs conditions fonctionnelles et médiales, plus ou moins en désaccord avec ces conditions, et condamnés à se débattre sans cesse contre elles (1).

Quelques développements à travers ces deux échappées de vue pourraient ne pas être sans intérêt ; mais il ne m'est pas permis de pousser plus loin cette digression. Revenons à notre sujet.

Je viens de vous faire assister au passage de la Tortue Aquatique vraie à l'état de Tortue Bourbeuse, et nous avons pu constater et examiner de près la première atteinte qui fut portée à l'originelle uniformité antéro-postérieure des organes de locomotion par un premier changement radical survenu dans les conditions physiques de l'habitat. Nous venons de voir ainsi s'effectuer, pour ainsi dire sous nos yeux, la modification initiale, le premier pas de la transformation brachiale du membre thoracique, le premier pas de cette transformation graduelle qui aura son terme dans les espèces supérieures ; et voici maintenant le second, car il a aussi laissé après lui sa trace, une autre trace vivante : la Tortue Terrestre.

(1) Cette dichotomie ne pourrait-elle s'appliquer avec une égale justesse et un égal à-propos aux organismes sociologiques ? Dans tout régime social ne rencontre-t-on pas des institutions surannées, restes vivaces d'une société éteinte, qui s'efforcent de se perpétuer au sein du milieu nouveau, milieu incompatible et hostile, en luttant sans cesse contre lui, sans réussir ni à le soumettre ni à se plier convenablement à ses exigences, de façon à arriver à un état d'équilibre normal ? Organisations hétéroclites, représentants défigurés d'un règne paléontologique, elles promènent au milieu de nous leurs formes étranges et disparates.

En contemplant ces trois formes successives de l'organisme chélonien, je ne puis me défendre d'un mouvement d'enthousiasme : ce sont sans doute trois formes d'un aspect bien repoussant, et pourtant quel plus admirable spectacle ! Nous avons devant nous, en effet, trois monuments d'un prix inestimable, trois documents successifs authentiques, qui jettent un jour inespéré sur l'histoire morphogénique du règne animal et de notre espèce.

La Tortue de Marais ne diffère typiquement de la Tortue de Mer que dans la structure des membres, et ce premier écart tout local de la conformation primitive est, d'une manière visible et frappante, en rapport adéquat avec le phénomène, que la Géologie atteste, d'une ancienne transformation de vastes étendues marines ou lacustres en d'immenses mares vaseuses. Cette altération dans les organes nous a paru avoir sa cause probable dans cette altération correspondante des milieux. Or, ce qui n'était que probabilité semble devenir une certitude en présence d'un rapprochement nouveau, admirable complément du premier : les mers devenues des marais, les marais à leur tour se dessèchent ; et l'organisme chélonien, passé d'abord de la pleine eau dans la vase, se trouve échoué maintenant sur un sol sec et résistant. Or, Messieurs, considérez de près cette Tortue de Terre, voyez en quoi ses dispositions locomotrices se distinguent de celles de la Tortue de Marécage, et, comme moi, vous serez convaincus que cet organisme du chélonien terrestre n'est autre que le chélonien bourbeux lui-même, consécutivement modifié par la nécessité suprême de devenir un animal marcheur, de même que celui-ci ne fut autre qu'un chélonien nageur, contraint par la violence des circonstances à se transformer en barboteur (1).

(1) « D'abord les Tortues Terrestres, les véritables Tortues ou Chersites : la « conformation de celles-ci conduit, d'une manière presque insensible, aux « formes de plusieurs espèces aquatiques ou élodites, par le genre qu'on a nommé « *Cistude* (Tortue Bourbeuse)... l'un des genres placé le dernier dans ce groupe « mène également à la sous-famille des pleurodères ; parmi celles-ci, les mala-

Le nouveau travail d'appropriation organique commandé par cette dernière vicissitude ne nécessita pas de grands efforts : la Tortue Marine avait dû se contraindre à de violentes tractions musculaires pour contourner son humérus et amener ses mains à se poser de champ sur leur bord radial; mise à sec sur le milieu terrestre, la Tortue Bourbeuse s'abandonne à son poids, et les mains, ayant à supporter la charge, basculent et s'affaissent à chaque pas sur leur face dorsale, ainsi que vous pouvez en juger par cette Tortue Mauritanique que je fais marcher devant vous. En même temps, la torsion de l'humérus s'accroît d'un certain nombre de degrés en raison de cette pression toute passive.

En considérant cette pauvre Tortue de Terre réduite (par suite de ces révolutions de milieu, si mes inductions sont fondées) à se traîner sur deux bras tordus et à marcher sur le dos de ses mains estropiées (1), je me demande comment la doctrine des harmonies physiologiques préétablies et réalisées d'emblée, et des créations *ad hoc* et soudaines, peut trouver encore d'intelligents défenseurs !

L'évolution zoologique a sans doute un but ; elle a devant elle un idéal de perfection à atteindre, mais elle y tend comme l'évolution de la société humaine tend à une organisation finale et parfaite de l'humanité, c'est-à-dire par une longue série d'efforts, de tâtonnements et d'épreuves ; par une longue série d'acquisitions et de transitions, et non par des coups de théâtre ; par des moyens naturels, par l'emploi des ressources existantes, et non par des opérations magiques, et non par l'intervention intermittente et subite d'un

« metas ou chélides... semblent faire le passage aux Tortues molles, autrement « dites *des fleuves* ou *potamites*. Enfin celles-ci ont beaucoup de rapport de mœurs « et d'habitudes avec les Tortues marines ou thalassites, qui elles-mêmes... pa- « raissent avoir quelques ressemblances dans leur organisation avec les premiers « sauriens... » (A.-M.-C. Duméril et G. Bibron, *Erpétologie générale*, t. I, p. 355.)

(1) « Lorsque les Chersites (Tortues de Terre) marchent, ou plutôt quand elles « se traînent lentement, leur main est tournée obliquement en dehors. » (Duméril et Bibron, *op. cit.*, t. II, p. 20.)

Deus ex machina quelconque, soit qu'on l'appelle *la Nature*, soit qu'on l'appelle de tout autre nom.

Il est si vrai, Messieurs, que la torsion de l'humérus est originellement le produit d'un tiraillement musculaire anormal tendant à adapter le membre antérieur à un changement de milieu et de fonction, que cet os qui, chez la Tortue Bourbeuse, se tord en dedans afin d'opposer la face palmaire des extrémités à des résistances latérales, est tordu sensiblement dans le sens contraire, sans doute par l'effet d'un besoin d'appropriation fonctionnelle différent, chez le Dauphin; tandis qu'il est encore sans torsion aucune chez les Cétacés inférieurs. (Voir *fig.* 9).

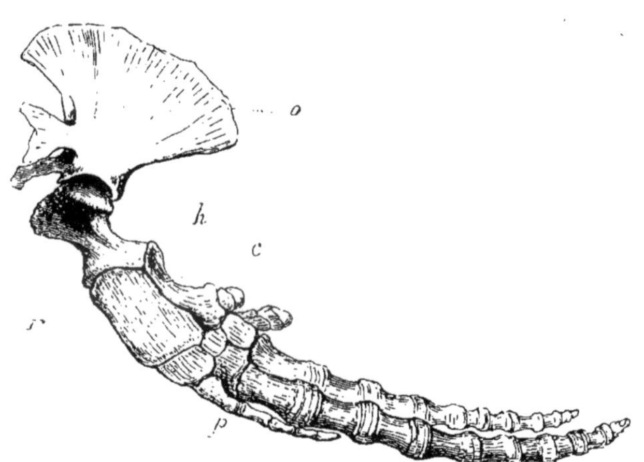

Fig. 9. — Bras osseux du *Dauphin Globiceps* (côté gauche). *o*, omoplate; *h*, humérus; *r*, radius; *c*, cubitus; *p*, pouce.

N. B. Remarquer que le plan de la partie supérieure de l'humérus et le plan de sa partie inférieure se rencontrent sous un certain angle, et que l'extrémité du membre tourne sensiblement en dehors.

La torsion humérale étant antéro-interne chez l'homme et chez la plupart des autres vertébrés à membres articulés, je crois que ce caractère anatomique suffirait à lui seul à prouver qu'une filiation réelle, une filiation véritablement *générative*, et non purement *figurative*, comme Cuvier et son école l'enseignent, nous rattache, avec la plupart des animaux supérieurs, à une forme animale originelle, immédiatement transformée par la substitution d'un milieu bourbeux à un milieu aqueux. Cette forme initiale est-elle la Tortue? je l'ignore, et même la considération de certaines particularités d'anatomie comparative accessoires me fait penser qu'il n'en peut être ainsi; mais je crois avoir le droit d'affirmer que c'est quelque type organique analogue en ce qui concerne les membres locomoteurs, et qui a dû sa constitution à des circonstances pareilles.

Le même signe différentiel nous révèle, au contraire, que les Dauphins et les autres vrais Cétacés sont radicalement en dehors de cette lignée : les membres de leurs ascendants zoologiques ne furent jamais aux prises avec le limon des mers épuisées; c'est par une filiation à eux propre que ces genres de mammifères marins dérivent des reptiles rameurs aux membres réguliers et uniformes, aux humérus unis et symétriques, qui sont apparemment la souche commune d'où les trois plus hautes classes d'animaux vertébrés sont sorties.

A ce propos, nous devons signaler en passant à l'attention des zoologistes une méprise de classification que notre nouveau criterium paraît mettre à découvert : le Dugong, le Lamentin, rangés à côté du Dauphin dans l'ordre des Cétacés, n'auraient qu'une parenté relativement très-lointaine avec ce prétendu congénère. Le Dauphin a le bras géniculé et son humérus tordu d'avant *en dehors*, de 45 degrés environ; le Dugong et le Lamentin ont un vrai coude, et leur humérus est tordu d'avant en dedans, comme celui de tous les mammifères terrestres, comme celui de tous ces descendants présumables des reptiles barboteurs. De là on peut, je crois, sûrement conclure que les ascendants de ces faux Cétacés ont vécu d'une vie toute terrestre, et avaient passé par l'épreuve du milieu bourbeux.

Les torsions variées de l'humérus ne sont pas les uniques brèches à la régularité uniforme du type ostéologique primitif qui, dans le membre thoracique, racontent les vicissitudes de l'organisation vertébrée à travers la longue chaîne ramifiée de ses espèces; les deux os qui forment le troisième article de ce membre, ces deux os qui, considérés chez l'Ichthyosaure, le Plésiosaure ou la Tortue de Mer (voir *fig.* 2, 3 et 4), sont rigoureusement parlant un tibia et un péroné thoraciques, ont à traverser bien d'autres métamorphoses pour arriver aux formes spécifiques diverses du radius et du cubitus. Quelle histoire si vaste, si enchanteresse et si merveilleusement instructive est écrite, et se lira un jour à livre ouvert, dans l'anatomie comparée de ces deux pièces du squelette!

La torsion de l'humérus ayant atteint la demi-circonférence, le genou antérieur se trouvait entièrement transformé en coude, et c'était là, certes, un grand résultat conquis au profit de la locomotion terrestre; mais ce résultat, en lui-même si favorable, occasionnait, sur un autre point, une condition motile des plus désavantageuses. Le membre étant tourné entièrement sens devant derrière, le pied antérieur ne se trouvait plus dirigé en avant, mais en arrière; il se trouvait en opposition directe avec son homotype du train postérieur.

C'est ici que la nature (nous nous servirons de cette figure consacrée pour les convenances de l'exposition, mais sans nous laisser duper par les mots), c'est ici, dis-je, que la nature eut besoin d'être ingénieuse pour se tirer d'embarras; voici l'expédient qu'elle mit en œuvre. Elle avait tourné le pied antérieur, ou main, en dedans, en tordant l'humérus sur lui-même de 180 degrés; elle ramena le pied à sa position première et normale en lui faisant décrire l'autre moitié de circonférence sur un centre pris à la base du cubitus.

Dans cette demi-révolution du carpe autour de l'os cubitus, cette colonne restait fixe, mais la base du radius se trouvait entraînée dans ce mouvement angulaire et venait se loger de l'autre côté de l'extrémité inférieure du cubitus; or l'extrémité supérieure de ce rayon mobile n'avait fait que rouler sur elle-même, elle n'avait subi aucun déplacement de translation, elle restait au côté extérieur du cubitus, et de là s'ensuivait que le radius était jeté en croix sur son voisin, avec lequel il était d'abord en juxtaposition parallèle. (Voir *fig.* 10 et 11).

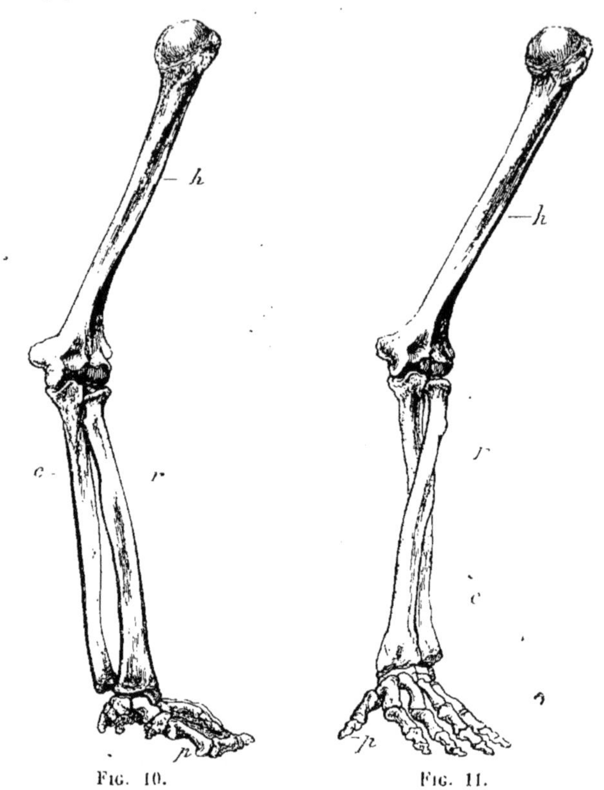

FIG. 10. FIG. 11.

Bras osseux de l'Homme (côté gauche), en supination (*fig.* 10) et en pronation (*fig.* 11).
h, humérus ; *r*, radius ; *c*, cubitus ; *p*, pouce.

L'irrégularité choquante de cette disposition nous avertirait à elle seule qu'un tel état de choses n'est pas de fondation organique, mais qu'elle est le résultat, et d'un empêchement au libre exercice de la fonction ultérieurement survenu, et des efforts industrieux déployés par l'animal pour éluder cette entrave.

Je ferai observer en passant que si Vicq-d'Azyr, et après lui Cuvier, avaient saisi la signification vraie de la torsion humérale (mais pour cela il eût fallu n'être point placé au point de vue de la création miraculeuse des espèces), ils auraient compris comme nous qu'en *détordant* l'humérus on ramenait le bras exactement à l'état de jambe; alors ces deux illustres anatomistes eussent été moins embarrassés pour réduire le membre du thorax et celui du bassin à l'unité de forme; ils n'eussent point eu recours, pour y parvenir, à des hypothèses malheureuses, et ils se fussent épargné surtout l'erreur bien grossière de renverser la correspondance homotypique des deux os de la jambe et des deux os de l'avant-bras, renversement qui consiste à voir le représentant du tibia dans le cubitus, et l'équivalent du péroné dans le radius!

Les indications de morphogénie et de généalogie zoologique que nous avons brièvement signalées dans l'anatomie comparative de l'humérus sont complétées admirablement, je viens de le faire voir, par celles que nous fournit l'anatomie comparative des os de l'avant-bras : tandis que les premières nous ramènent jusqu'à la source des grandes révolutions et des scissions primordiales et profondes du type vertébré, les secondes éclairent une histoire plus récente, bien que sans doute immensément reculée, mais aussi infiniment plus variée et non moins dramatique. Elles semblent devoir nous permettre de déterminer avec quelque précision les degrés et modes de parenté qui nous rattachent aux diverses et nombreuses espèces formant avec nous la grande et brillante famille des Vertébrés Supérieurs; elles semblent aussi nous promettre de nous faire voir sous le voile qui couvre l'origine de chacune de ces espèces, et de nous faire contempler les événements incomparables survenus à la surface du globe, au milieu desquels les formes organiques ont été violentées, altérées, brisées et refondues de mille manières.

Chez l'Homme, le radius est mobile, et quand l'avant-bras est en supination, la situation réciproque de ses deux os retrouve son primitif parallélisme (*fig.* 10). Il en est encore ainsi, bien qu'à des degrés divers, chez les Singes, chez l'Ours, le Lion, le Chien, etc.; mais passons à d'autres mammifères.

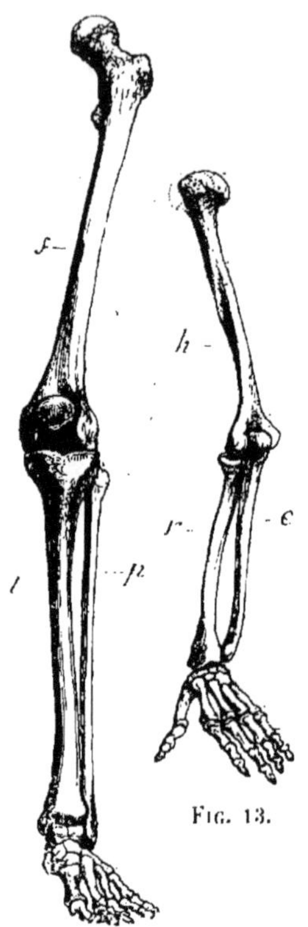

Fig. 13.

Fig. 12.

Les membres osseux inférieur et supérieur (côté gauche) de l'*Homme*, le premier (*fig.* 12) vu par devant, le second (*fig.* 13) vu par derrière et en supination. *f*, fémur; *t*, tibia; *p*, péroné; — *h*, humérus; *r*, radius; *c*, cubitus.

N. B. La tête de l'humérus en *pointillé* indique la position relative que prend cette partie par l'effet de la *détorsion* de l'os. Le membre tout entier se montre alors par devant tel que nous le voyons par derrière, et l'unité *homomorphique* et *homotropique* des deux membres, le supérieur et l'inférieur, est alors complète : l'angle saillant de la flexion du bras est dirigé en avant et forme un second genou ; et dans la pronation de la main, qui s'obtient sans rotation carpo-radiale, les deux os de l'avant-bras sont en parallélisme et non en croix.

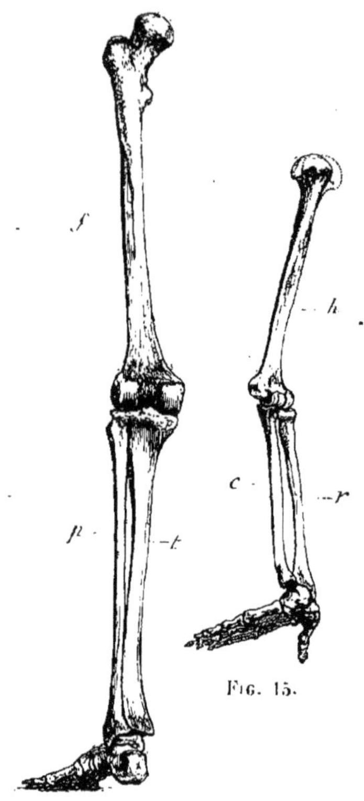

Fig. 15.

Fig. 14.

Les mêmes organes que ci-contre vus dans les sens respectivement inverses.

N. B. La tête de l'humérus en pointillé indique encore cette fois la position relative que cette partie acquiert par la *détorsion* humérale. Après cette détorsion, le bras, que nous voyons maintenant par devant, dans l'état de supination, se montre alors, vu par derrière, avec la même disposition réciproque de ses parties, et en parallélisme parfait avec le membre inférieur.

Chez le Chien, le radius se redresse de sa position oblique en s'élargissant surtout à son extrémité supérieure aux dépens du

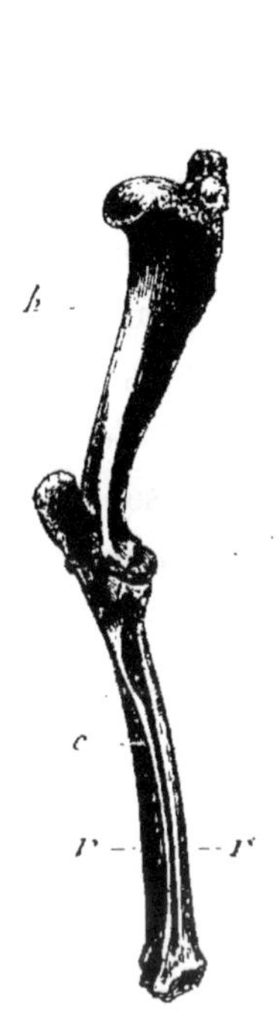

Fig. 16. — Bras osseux (côté gauche) du *Mouton*, vu par derrière. *h*, humérus ; *r*, radius ; *c*, cubitus.

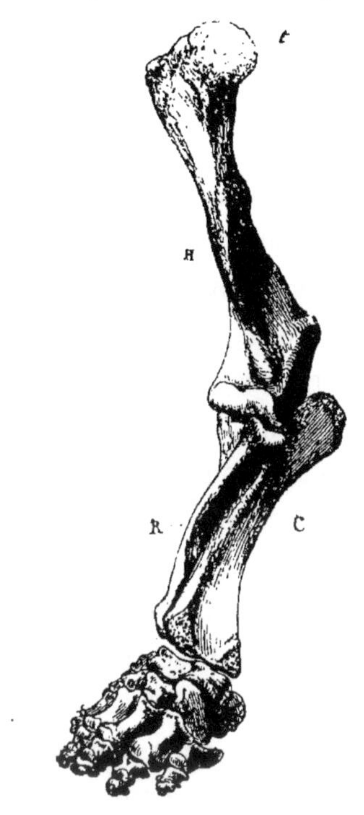

Fig. 17. — Bras osseux (côté gauche) de l'*Eléphant*, vu par devant. *h*, humérus ; *t*, grande tubérosité de l'humérus ; *r*, radius ; *c*, cubitus.

cubitus déjà rejeté presque entièrement en arrière; chez le Chevreuil, le cubitus est déjà chassé complétement de la trochlée, où la tête du radius s'étend à sa place; chez le Bœuf, le cubitus, totalement relégué en arrière, s'atténue et s'appauvrit encore; et chez d'autres ruminants ou solipèdes, le Lama, la Girafe, le Cheval, il ne reste plus guère de cet os qu'un vestige, son apophyse olécrane. (Voir *fig.* 16.)

Allons aux Éléphants (voir *fig.* 17) : chez ceux-ci, ce n'est plus le cubitus qui peu à peu se laisse envahir et absorber par le radius; ici le cubitus prend sa revanche : son développement relatif est exorbitant, et le radius ne présente plus qu'une étroite et mince lame oblique dont les courbes, multiples et tourmentées, attestent aux yeux que le membre primitif, avant d'arriver à cette forme, a dû passer par un long et bien dur travail d'orthopédie naturelle.

L'Éléphant, le Cochon, le Bœuf, le Cheval, sont-ils au nombre des ancêtres de notre espèce? Assurément non; on peut l'affirmer hardiment sur le certificat d'origine que nous fournit leur avant-bras : l'organisme humain ne peut descendre de la souche mère reptilienne que par une suite de mammifères ayant tous conservé sans interruption les deux os de l'avant-bras à l'état distinct et libre. De même, l'Éléphant et le Bœuf ne sauraient être soupçonnés d'être l'ancêtre ou le descendant l'un de l'autre : le premier n'a pu donner au second un radius puissant qui s'était presque effacé en lui, et il ne pouvait emprunter davantage au Ruminant, dont le bras n'a conservé que le radius, le cubitus monstrueux, énorme, distingue les Proboscidiens.

Mais quels sont donc les ancêtres zoologiques de l'Homme parmi les mammifères; quels sont ses plus proches aïeux? Le signe diagnostique tiré de l'anatomie comparative des os brachiaux étant pris isolément, ce signe, je crois, ne saurait permettre, sous ce rapport, que des approximations et des exclusions; il serait téméraire, ce me semble, de vouloir tirer des déterminations plus exactes de cette donnée précieuse, extraordinairement précieuse, j'ose le répéter, mais toutefois insuffisante à beaucoup d'égards tant qu'elle n'a pas été complétée par toutes celles que les autres parties de l'organisme sont appelées en outre à fournir.

La proposition d'anatomie comparative que je viens de vous exposer porte avec elle des enseignements divers; je les ai indiqués à peine, et j'ai été trop long. J'ajouterai encore un mot, toutefois, un mot auquel je tiens beaucoup, si vous le permettez.

C'est avec une singulière satisfaction que j'ai rencontré, dans les faits dont je viens de vous donner une trop longue et trop courte analyse, une éclatante confirmation de certaines thèses déjà présentées par moi à cette tribune et ailleurs. L'une est celle du *polyzoïsme organique* des vertébrés et en particulier de l'homme : cette loi (qui n'est qu'un des aspects de la grande loi de l'Unité et de l'Égalité universelles), voilée chez la plupart des vertébrés par l'opposition et le contraste quasi symétriques des deux paires locomotrices du thorax et de l'abdomen, reparaît avec évidence dans l'identité morphologique et le parallélisme exact des deux membres chez les reptiles archétypes qui ont donné apparemment naissance à toutes les formes supérieures.

Une autre de ces thèses de prédilection est celle des propriétés morphogéniques des conditions ambiantes opérant par voie de modification successive; et, comme corollaire pratique de ce principe, c'est l'amélioration possible des êtres vivants, et particulièrement de l'homme, par une amélioration des milieux, une œuvre qu'il est en notre pouvoir d'accomplir et qui doit constituer le grand objet d'application de toutes les sciences.

L'Ostéologie, comme on le voit, cette étude qui occupe tant de place dans les travaux de notre Société, n'est ni stérile ni aride; prise de haut, elle promène la vue de l'homme sur son passé le plus profond, et en même temps elle lui désigne la route d'un avenir heureux qui ne peut être atteint que par des efforts éclairés et persévérants.

Honneur donc, honneur aux créateurs de l'anatomie philosophique! honneur aussi aux grands noms de Lamarck et de Darwin !

II

CRÉATION ET TRANSFORMATION

(LECTURE)

Messieurs,

Par ma communication sur la torsion de l'humérus (1), j'ai eu l'honneur de préluder à votre discussion de la doctrine transformiste ; je viens aujourd'hui apporter mon tribut à ce débat en essayant de répondre aux objections, directes ou indirectes, qui ont été faites à mes conclusions, et en vous exposant les résultats nouveaux d'une recherche dont mon précédent mémoire vous offrait seulement les prémisses.

Un de nos collègues, M. Alix, le savant élève, le digne et fidèle disciple de Gratiolet, a cru devoir donner à entendre que mon travail est entaché d'athéisme. C'est là un gros reproche, Messieurs; occupons-nous-en tout d'abord. Si je vous semble y insister outre mesure, considérez, je vous prie, qu'il s'agit ici d'une accusation majeure qui d'ailleurs est loin de peser sur moi seul, ou de n'atteindre qu'une théorie récente : n'est-elle point l'arme terrible dont la superstition, depuis et avant Anaxagore jusqu'aux temps présents, s'est toujours servie, et toujours avec trop de succès! pour disputer le terrain à la science? Et pourtant je ne crains pas de le déclarer : — il me sera aisé de le prouver, en effet, et en outre je me sens rassuré par la confiance que la liberté de penser et de dire est ici chez elle, — cette imputation, devant laquelle nos savants eux-mêmes se troublent, cette accusation est une phantasmagorie, l'*accusation d'athéisme n'est qu'un prestigieux non-sens !*

(1) Voir ci-dessus, p. 41.

Qu'à mon tour, Messieurs, il me prît fantaisie de faire, je suppose, un grief capital à l'enseignement scientifique de M. Alix de la négation d'ABRACADABRA : notre excellent collègue aurait assez d'aménité, j'en suis bien sûr, pour ne point me dire sans quelque ménagement ce qu'il penserait d'une proposition aussi peu sensée; il aimerait mieux essayer de me faire comprendre que le puissant mot cabalistique étant dépourvu de signification, tout discours qui roule sur un pareil terme roule sur le néant et a l'inconsistance du vent. Or je n'apprendrai rien à aucun de vous sans doute, en rappelant que le mot *Dieu* est le plus insaisissable de tous les Protées du vocabulaire, qu'il échappe à toute définition, qu'il n'appartient en propre à aucune idée arrêtée et revêt toutes les acceptions possibles, les plus disparates, les plus fantasques, au gré des caprices de chacun.

A ce terme, vide encore de tout sens déterminé, mais gros de malentendus sans nombre, qu'une valeur précise et fixe soit enfin attribuée, rien de mieux. Jusque-là, une telle expression, qui n'exprime rien ou exprime tout, ce qui revient au même, est une monnaie fausse ne servant qu'à jeter la perturbation dans le commerce philosophique, et dont la science devrait proscrire l'usage avec la dernière rigueur (1).

Je n'entends pas dire pour cela qu'il faille répondre par une

(1) Un auteur qu'on ne suspectera pas d'athéisme, un philosophe chrétien et catholique, M. le professeur Caro, de l'Institut, fait les réflexions suivantes dans son livre *De l'idée de Dieu* :

« Il règne », dit-il, « dans notre pays philosophique, une singulière maladie, « que j'appellerai l'idolâtrie des mots. Par une sorte de superstition, les plus « hardis novateurs d'idées tiennent à conserver dans la langue à leur usage ces « termes dont ils viennent détruire la signification et l'utilité... *Dieu*, *l'immortalité*, voilà des noms consacrés, etc... L'originalité des doctrines nouvelles con« siste à donner une explication des choses entièrement contraire à celle que « ces termes supposent et résument. On pourrait donc croire qu'abandonnant « l'idée, ils abandonnent le mot...; il n'en est rien. On prétend sauver le mot « des ruines de l'idée... Mais si les mots ont quelque beauté, c'est une beauté « d'emprunt et de reflet, c'est l'idée qu'ils représentent... Sans l'idée, que sont« ils? un souffle d'air, le plus insignifiant des phénomènes physiques... *Comment* pure fin de non-recevoir à notre savant collègue M. Alix et à ses honorables amis, quand ils nous reprochent avec tant d'insistance et de douloureuse amertume d'ôter à Dieu sa part dans la création. Loin de là, car au fond de ce reproche si énigmatique, mais si véhément et si persistant, il y a une conviction profonde ; et une telle conviction, chez des esprits aussi distingués, ne peut que se rattacher à quelque sentiment en soi légitime, et à certaines idées ayant leur bonne part de vérité. Cherchons donc à nous rendre compte et de ces idées et de ce sentiment, et nous allons reconnaître que s'ils s'offrent à nous sous une forme si incompréhensible, si inacceptable, souvent si contradictoire et si choquante, c'est que la perfide illusion des mots s'est répandue sur toutes ces pensées, sur toutes ces notions, les a obscurcies, troublées et gâtées les unes par les autres en les mêlant confusément sans aucun égard à leurs incompatibilités de nature.

« *comprendre cette obstination à se servir d'un mot qui ne représente plus rien?* » (*De l'idée de Dieu*, 2e édit. Paris, 1864, p. 463.)

Oui, c'est avec M. le professeur E. Caro que nous le demandons : Comment comprendre cette obstination à se servir d'un mot qui ne représente plus rien ?

Encore une citation bien éloquente à notre décharge :

« Le meilleur moyen pour éviter la confusion des mots qui se rencontrent « dans les langues ordinaires, est de faire une nouvelle langue et de nouveaux « mots qui ne soient attachés qu'aux idées que nous voulons qu'ils repré- « sentent. Mais pour cela il n'est pas nécessaire de faire de nouveaux sons, parce « qu'on peut se servir de ceux qui sont déjà en usage, en les regardant comme « s'ils n'avaient aucune signification, pour leur donner celle que nous voulons « qu'ils aient, en désignant par d'autres mots simples, et qui ne soient pas équi- « voques, l'idée à laquelle nous les voulons appliquer. Comme si je veux prouver « que notre âme est immortelle, le mot *âme* étant équivoque, comme nous « l'avons montré, fera naître aisément de la confusion dans ce que j'aurais à « dire : de sorte que, pour l'éviter, je regarderai le mot d'*âme* comme si c'était « un son qui n'eût point encore de sens, et je l'appliquerai uniquement à ce qui « est en nous le principe de la pensée, en disant : *J'appelle âme ce qui est en nous* « *le principe de la pensée.* » (*Logique de Port-Royal*, partie I, ch. XII.)

Observer ce précepte de logique donné avec tant d'autorité par les pieux cénobites de Port-Royal, pourrait-il constituer de notre part un acte d'impiété ? et l'emploi du mot *Dieu* relèverait-il moins de cette règle que l'emploi du mot *âme*? la première de ces deux expressions prêterait-elle donc moins, par hasard, à la confusion que n'y prête la seconde?

Par un des effets les plus détournés et les plus curieux de ce qu'on nomme l'association des idées, trois sujets de spéculation d'ordre tout différent se sont trouvés accidentellement réunis sous l'appellation commune de *Dieu*. Trompée par l'unité de ce signe représentatif, l'intelligence a perdu de vue peu à peu la diversité des choses représentées, et ces choses, ces trois notions si distinctes à l'origine, et restées en soi si distinctes essentiellement, ont fini par se confondre en un hétérogène amalgame, en une conception mixte et informe qui, d'un bout à l'autre, n'est que quiproquos et non-sens. Essayons de séparer les éléments de ce monstrueux mélange, essayons de leur restituer leurs caractères originels et propres, pour les apprécier ensuite séparément.

Messieurs, ce n'est pas aux astres, ce n'est pas aux forces de la nature, que les hommes offrirent pour la première fois des prières et des sacrifices, suivant l'opinion qui prévaut parmi nos hiérographes ; c'est là, Messieurs, une grande erreur.

L'homme primitif, tel que nous l'entrevoyons dans le passé à travers les vestiges qu'il a laissés dans les usages, les croyances traditionnelles et les langues, et tel que nous pouvons l'observer encore directement chez les débris des sociétés sauvages, l'homme primitif ne conçoit et ne conçut jamais l'objet de son adoration autrement que sous la forme d'un être semblable à lui-même : c'est au fantôme des morts, c'est aux mânes de ses pères, c'est aux hommes d'une humanité invisible qu'il adresse ses invocations, qu'il présente des parfums, des libations, des fruits, des viandes ; et tout l'appareil plus ou moins compliqué de son culte est institué dans un seul but, celui d'entrer en rapport avec ces puissances, d'en obtenir faveur et secours.

C'est à ces occultes personnes, objet d'une vénération mêlée de terreur, que le mot *Dieu*, et les mots équivalents des diverses langues, ont été originellement consacrés comme des titres d'honneur qu'elles partagèrent d'abord avec les puissants de la terre ; car, il serait aisé de le démontrer, notre célèbre vocable *Dieu*, en latin, *Deus*, *Divus*, de même que sa forme sœur-jumelle *Dives*, — l'un et l'autre d'un radical *div* voulant dire briller, — et de même que son synonyme *Lar* — qui, lui aussi, dérive d'un autre radical signifiant briller, bien qu'il n'ait jamais été appliqué qu'à des dieux-hommes, — et enfin de même que tous ses équivalents indo-européens, sert primitivement à qualifier les chefs du peuple, les maîtres, les riches, les *blancs*, les *brillants*, ceux qui sans doute se montraient couverts d'armes et de parures étincelantes (1). Dans les diverses langues, presque toutes les dénominations analogues, servant à exprimer l'autorité, la supériorité, la noblesse, l'élévation du rang social ou national, portent en effet dans leur étymologie l'idée de blancheur ou d'éclat ; ainsi, c'est sans raison et contre toute raison que l'hiérographie a vu dans l'étymologie du mot *dieu* une allusion à la lumière des astres et, conséquemment, un indice du prétendu caractère primordial de la religion naturiste.

Tel est donc le dieu de la religion vraiment première, de la religion spontanée et, à l'origine, universelle : c'est le dieu fantôme, le dieu revenant, le dieu des visions.

> Quippe etenim jam tum Divûm mortalia secla
> Egregias animo facies vigilante videbant,
> Et majis in somnis mirando corporis auctu.
> His igitur sensum tribuebant propterea, quod
> Membra movere videbantur, vocesque superbas
> Mittere pro facie præclara, et viribus amplis.

D'une ignorance aussi noire que les ténèbres de la nuit, et l'esprit d'investigation paralysé, glacé par la crainte religieuse, l'homme en était à s'expliquer les divers phénomènes de la nature par la toute puissante volonté de ces agents d'un monde mystérieux :

(1) Voir une dissertation sur ce sujet dans notre récent ouvrage intitulé : *Ontologie et Psychologie physiologique*, 1 vol. in-12. Paris, 1870, page 273.

Præterea cœli ratione, ordine certo,
Et varia annorum cernebant tempora verti :
Nec poterant quibus id fieret cognoscere causis.
Ergo perfugum sibi habebant omnia Divis
Tradere, et illorum nutu facere omnia flecti.

De telle sorte que l'idée purement anthropomorphique et personnelle de *Dieu* acquit par degrés les attributs de l'idée plus abstraite et plus vague de cause et de force secrètes. Et maintenant, lorsque le sens critique commençant à poindre, les plus réfléchis eurent reconnu dans les agents de la nature la véritable et unique source prochaine de tant d'effets attribués par le vulgaire à l'action des « dieux », ils ne trouvèrent que ce même nom de *dieu* pour exprimer la notion nouvelle, cette notion des agents naturels en général qui venait pour la première fois d'éclore dans l'esprit humain.

Cette physique vagissante adopta donc le mot *dieu* comme dénomination générique des forces cosmiques, en le prenant, ne l'oublions pas, dans son sens détourné, le sens de *cause;* les savants anciens, et les poëtes mythologiques eux-mêmes, ne l'ont entendu jamais autrement. Mais bien différemment en fut-il de la masse : pour ces intelligences d'enfant, le même terme resta indissolublement lié à l'idée traditionnelle de fantôme, à l'idée de ces êtres humains que l'imagination se figurait rendus invisibles par la mort, mais en même temps plus puissants et présidant en arbitres à nos destinées. Et de là, Messieurs, il s'ensuivit cette méprise énorme, que les systèmes de cosmologie conçus par les premiers savants se transformèrent dans l'imagination populaire en un véritable aréopage ultramondain dirigeant d'en haut, et tant bien que mal, tant mal que bien, les affaires de la terre et de l'univers. Le soleil et la lune, l'eau, la terre, le feu, le vent, la pluie, le jour et la nuit, l'amour et la haine, prenaient alors un travestissement anthropomorphe, devenaient de fictives individualités quasi-humaines, et l'obscur adorateur, déçu par l'illusion la plus prodigieuse, apportait à ces nouveaux dieux, des dieux sans oreilles ni entrailles, ses supplications et ses dons, le soma, le beurre, l'huile, le miel et les parfums, qu'il versait jadis sur la même table de pierre en vue de délecter les sens des défunts, soins pieux qu'on s'imaginait leur être agréables.

Indiquons maintenant par quel détour analogue le dieu unique de l'ontologie sortit à son tour du polythéisme mythologique.

Les initiateurs de la physique avaient revendiqué pour les agents spéciaux de la nature un rôle que la religion attribuait tout entier à des personnages surnaturels; or, de tels agents ne sont eux-mêmes que des actes, ils ne sont eux-mêmes que des effets pouvant bien servir à expliquer d'autres effets et d'autres actes qui leur sont subséquents et subordonnés, mais réclamant à leur tour une explication. Chaque explication prochaine en appelant ainsi une autre plus reculée, chaque question résolue laissant pour résidu une question nouvelle, l'esprit devint impatient d'une solution dernière, entière, universelle, absolue, et il se posa le problème de tous les problèmes, le problème de l'Ontologie.

Il y a une cause des causes, une cause absolue, qu'est-elle? Quelle conception doit-on se former de sa nature, de son essence, de ses attributs, de son mode d'action et des rapports qui l'unissent à ses produits? Les métaphysiciens, qui n'étaient autres que des physiciens penseurs, s'étant mis à méditer profondément sur cette matière, en arrivèrent à peu près au résultat suivant: Ayant jeté en bloc dans le creuset de leur pensée analytique l'ensemble entier de ce qui est, ils trouvèrent au fond trois idées: 1° *la Substance pure*, source commune et commun réservoir d'où émanent, et où rentrent et disparaissent successivement tous les phénomènes particuliers; 2° ces phénomènes, dont la somme constitue *le Monde*; 3° *le Logos*, c'est-à-dire la loi rationnelle, le principe distributilogique par la voie et la vertu duquel la substance pure sort de son néant formel pour revêtir la multitude sans fin de ses formes simultanées ou successives.

Telle est la grande conception ontologique. Or les penseurs dans le cerveau desquels germa ce produit sublime se virent obligés, ainsi qu'avant eux l'avaient été les révélateurs de la physique, de payer tribut à la publique superstition. Comment, en effet, eussent-ils osé parler d'une cause suprême qui ne fût pas « dieu » ? Comment eussent-ils osé placer une chose au-dessus de ce nom souverain ? Ce n'était pas possible. La cause universelle unique reçut donc, elle aussi, le baptême de la divinisation, elle fut faite dieu, de même que l'eau et le feu avaient été faits dieux.

Et maintenant, si les facultés philosophiques de la masse ont déjà tant de peine à saisir la notion de cause naturelle en général, peut-on raisonnablement prétendre qu'elles s'élèvent d'un bond jusqu'à l'abstraction des abstractions, jusqu'au concept de la cause universelle et de la substance considérée en soi ? Non, sans contredit. Or *la Substance unique*, c'est un singulier générique, c'est un nom de genre : le vulgaire se hâte d'y voir un singulier individuel, autrement dit, un nom de personne! Et comme d'ailleurs le mot *dieu* rappelait invinciblement l'idée de son application ancienne, l'idée du fantôme humain, ce nouveau dieu apporté par la métaphysique, ce pur concept, cette abstraction pure fut travestie sans scrupule, tout innocemment, en une sorte de chef suprême du monde des esprits, en un grand *manitou*, un empereur du ciel, un autocrate démiurge, créant et gouvernant, détruisant, reconstruisant, coupant, tranchant, et faisant tout aller à sa guise.

Telle est, Messieurs, l'origine et telle est l'étoffe de notre monothéisme moderne au nom duquel les adversaires du transformisme élèvent leurs protestations.

Que la conception sublime de l'unité de substance et de loi dans la diversité infinie des phénomènes se soit corrompue, dans l'imagination puérile des masses, en un Δαίμων unique venant détrôner la pluralité des Δαίμονες de l'antique foi démonologique, c'est une erreur bien surprenante, sans doute ; cependant l'ignorance barbare de la multitude suffit à la rigueur pour l'expliquer. Mais que des intelligences hautement cultivées et finement déliées, que l'élite de nos intelligences, en un mot, ait pu se laisser prendre au piége d'une confusion d'idées aussi grossière, d'une méprise si palpable, si démesurément grosse et lourde, c'est là en vérité l'un des plus humiliants échecs que la raison humaine ait essuyés !

Toutefois, Messieurs, s'il est dans la nature de l'homme d'errer, c'est aussi le propre de l'homme de reconnaître l'erreur et de la répudier. — *Errare humanum est, perseverare autem diabolicum.* — Et n'est-ce point surtout l'homme de science qui doit être jaloux de se distinguer par l'usage de cette prérogative ? Je me plais à l'espérer, nos doctes adversaires vont se hâter de reconnaître que le dogme monothéiste dont ils s'arment contre la doctrine de la formation naturelle des types vivants n'est qu'un travestissement enfantin de la pensée supérieurement philosophique et strictement scientifique des fondateurs de la théologie ontologique et de ses interprètes les plus renommés ; ils s'apercevront enfin que leur monothéisme n'est qu'une enveloppe exotérique, un manteau de fictions traditionnelles, sous lequel le vrai monothéisme, celui des philosophes anciens et des théologiens du moyen âge, dut se cacher pour échapper à l'œil sans cesse en éveil de la superstition et à sa colère terrible (1). Qu'ils soulèvent donc ce voile qui leur dérobe la face du vrai Dieu de la philosophie ; qu'ils comprennent enfin qu'un tel Dieu ne parle et n'agit que par l'organe des lois de la nature, et que c'est dans le seul exercice de ces lois que nous devons chercher le secret de ses œuvres.

Ἐν τῇ ἀρχῇ ἦν ὁ Λόγος, καὶ ὁ Λόγος ἦν πρὸς τὸν Θεὸν, καὶ ὁ Λόγος ἦν ὁ Θεὸς.

Oui, Messieurs, moi aussi je crois à l'existence d'une cause uni-

(1) *Egregie Aristoteles ait nunquam nos verecundiores esse debere, quam quum de Diis agitur.* (SÉNÈQUE, *Quest. natur.*, VII, 30.)

verselle infinie en qui tout existe en puissance de toute éternité. Mais tous les phénomènes, qu'ils soient de l'ordre inorganique, ou qu'ils appartiennent à l'ordre organique, sont tous ses effets, et tous à un titre égal ; c'est uniquement par l'intermédiaire des causes secondes qu'elle les engendre les uns et les autres. Admettre des cas exceptionnels où cette cause des causes déterminerait les phénomènes par une action immédiate, et, comme on le dit, personnelle, est une supposition en contradiction flagrante avec la notion métaphysique de ce principe absolu ; qu'on me pardonne la dureté de l'expression, c'est une absurdité insigne (1) !

Et cela dit, Messieurs, que dans les espaces immenses de l'infini, loin de nous ou près de nous, et dans des conditions d'existence

(1) Il ne paraîtra peut-être pas sans intérêt de placer ici quelques citations pouvant donner une idée nette de la façon dont le Dieu unique de la philosophie a été entendu par les grands penseurs de tous les temps, sans en excepter ceux de l'Église, qui en compte plusieurs de première force. A côté de ces modèles, la pensée théiste de nos prétendus philosophes contemporains paraîtra d'une débilité et d'une pauvreté navrantes.

D'après Anaximandre de Millet, « la substance première est l'infini, ἄπειρον, « contenant tout en soi, περιέχον, et qu'il nomme en conséquence le Divin, τὸ « θεῖον, sans le déterminer d'ailleurs avec plus de précision. » (*Manuel de la Philosophie,* par Tennemann, trad. Cousin, 2e édit., t. I, p. 90.)

Parménide : « Selon lui, tout est de la même nature ; tout est un, et cette « unité est Dieu : ἓν εἶναι τὸ πᾶν, ἐν τούτῳ καὶ πᾶν τὸν θεὸν ἔλεγεν. » (ARISTOTE, *Métaph.*, I, 3, 5.) (TENNEMANN, *op. cit.*, t. I, 107.)

« Jean Scot Erigène : « Dieu est la substance de toutes choses ; elles découlent « de la plénitude de son être, et retournent enfin à lui. » (TENNEMANN, *op. cit.*, t. I, 141.)

Tennemann ajoute : « Tous ces résultats si extraordinaires d'études laborieuses et d'une pensée forte et originale eussent pu faire plus de bien, si leur « influence n'eût été arrêtée par les proscriptions de l'orthodoxie. »

Leibnitz : « 38. Et c'est ainsi que la dernière raison des choses doit être dans « une substance nécessaire, dans laquelle le détail des changements ne soit « qu'éminemment, comme dans la source, et c'est ce que nous appelons DIEU.

« 39. Or cette substance étant une raison suffisante de tout ce détail, lequel « aussi est lié partout, il n'y a qu'un Dieu [c'est-à-dire qu'une substance], et ce « Dieu suffit.

« 40. On peut juger aussi que cette substance suprême qui est unique, universelle et nécessaire, n'ayant rien hors d'elle qui en soit indépendant, et « étant une suite simple de l'être possible, doit être incapable de limites et « contenir tout autant de réalité qu'il est possible. » (*Monadologie.*)

inconnues et inaccessibles à nos moyens d'investigation, vivent des intelligences et des volontés comparables, homogènes, en même temps que supérieures, à celles de l'homme, et qu'à son insu ces puissances vivantes et personnelles aient une part d'action dans les choses de notre planète, comme il y en a aussi une lui-même, je ne suis pas de ceux, je l'avoue, qui se croient autorisés à le nier. J'ajoute que de tels êtres, si réellement ils existent, — et, je ne crains pas de le répéter, on peut admettre leur existence comme éventuellement possible sans contredire à aucune des lois naturelles jusqu'ici constatées et établies scientifiquement, — si de tels êtres existent, dis-je, ce sont eux, eux seuls que la religion première et spontanée appela dieux ; et, j'irai plus loin, si la religion a une raison d'être dans la nature de notre esprit et dans la nature des choses, c'est uniquement sur l'existence de semblables dieux qu'elle peut se fonder raisonnablement ; car adorer (c'est-à-dire vénérer et prier) les dieux de la physique mythologique ou le dieu unique de l'ontologie, et jurer par de tels dieux, est, rigoureusement parlant, aussi insensé que d'adorer, prier, implorer et prendre à témoin l'oxygène, l'hydrogène, le dynamisme, l'attraction universelle ou le binome de Newton ; et offrir pour objet à la piété humaine le dieu-substance du monothéisme métaphysique, c'est la plus insolente et la plus cruelle dérision que le sentiment religieux ait eu à subir !

Mais si nous reconnaissons à nos contradicteurs le droit philosophique de croire, avec l'instinct universel de l'humanité, à ces existences anthropomorphiques invisibles, nous leur dénions très-résolûment celui de faire de ces existences des agents directs et effectifs de morphogénie organique, d'en faire des constructeurs de machines vivantes méditant longuement le plan de leur ouvrage avant d'y mettre la main, ainsi que M. Agassiz l'affirme en propres termes (1). Dans ces êtres faits à notre image, voir d'invisibles po-

(1) « ..... Elles fournissent ainsi, dans les limites du règne animal, au moins, « la preuve la plus inattendue que le plan de la création tout entière a été

tiers pétrissant et moulant dans leurs doigts l'informe matière, ainsi qu'une argile, et soufflant ensuite la vie sur le vase pour en faire une plante ou un animal, c'est une opinion, Messieurs, à laquelle il me paraît comme le comble de l'impossible qu'un anatomiste, qu'un physiologiste, puisse un seul instant s'arrêter; une telle hypothèse, dispensez-moi de la qualifier, est en criant désaccord avec tout ce que l'observation nous a appris des procédés de la vie; elle est la condamnation, elle serait la mort et l'enterrement de la science, et mon étonnement atteint la dernière limite quand la réalité me prouve qu'un pareil rêve a besoin d'être réfuté. Si ces occultes personnages, ou cet occulte personnage (suivant qu'il plaît d'en imaginer un ou plusieurs), est le créateur, inventeur et constructeur du mécanisme physiologique, pourquoi donc n'en faites-vous pas aussi l'ouvrier qui répare sans cesse ce mécanisme, et le mécanicien qui en surveille continuellement la marche, qui en dirige tous les mouvements? Eh! oui, certes, si, par exemple, l'appareil circulatoire vous semble avoir été imaginé et exécuté à un moment donné par un divin artiste, pourquoi ne pas voir dans le fonctionnement de l'organe, dans la circulation elle-même, la main sans cesse agissante d'un divin manœuvre aspirant le sang de nos veines et refoulant ce sang dans nos artères à l'aide des pistons d'une pompe?

Après avoir vaincu la Théologie par la démonstration des découvertes de Copernic et de Galilée, l'Astronomie continua quelque temps encore de payer tribut à son ennemie; voici l'hommage singulier qu'elle lui rendait. Le globe terrestre, dans les premières images qui en furent exécutées, était pieusement représenté avec une manivelle à ses deux pôles, et deux anges aux bras robustes

« mûrement délibéré et arrêté longtemps avant d'être mis à exécution. » (L. Agassiz, *De l'Espèce et de la Classification en Zoologie*, traduct. de Félix Vogeli. Paris, 1869, p. 113.)

mettaient notre sphère en branle au moyen de cet instrument. Aujourd'hui, cette naïveté de leurs devanciers fait sourire nos astronomes; croyez-le, les naturalistes qui viendront demain ne trouveront pas moins naïve l'Histoire naturelle contemporaine déclarant avec la candeur d'un enfant, par la bouche d'un de ses plus vénérables patriarches, que tous les types de la nature vivante, que les premiers couples auxquels doivent leur origine toutes nos diverses espèces d'animaux et de plantes, sortirent soudain et par enchantement du seul « *fiat* du Tout-Puissant ». Dieu dit : Que les espèces soient, et les espèces furent! c'est là, nous dit-on, toute leur genèse.

C'est l'illustre naturaliste de l'Université de Boston, c'est Agassiz, pour tout dire en un mot, qui tient ce langage (1). Pour être moins nette, pour être moins crue, la profession de foi des antagonistes que le transformisme rencontre parmi nous est au fond la même. Le miracle, tel est leur dernier mot, telle est leur conclusion à tous, qu'ils le veuillent ou non, qu'ils en aient une claire conscience ou qu'ils ne se rendent compte de leur pensée qu'à demi.

Reconnaissons-le toutefois, une considération sérieuse, grave, domine l'opinion créationiste; cette considération, où le système de nos contradicteurs puise une apparence de base scientifique, c'est l'ordre et la complexité de combinaisons dans la nature organique, c'est le plan unitaire d'organisation, c'est l'harmonie de la création apparaissant au premier abord comme la preuve manifeste, l'expression éloquente, d'un acte de l'intelligence et de la volonté. Un tel jugement repose, à mon avis, sur une illusion; cependant l'illusion est des plus spécieuses, elle mérite d'être discutée. Les arguments de la thèse, de la vieille thèse en question, ont été renouvelés dernièrement et résumés avec beaucoup de netteté, de

(1) « L'existence d'un œil rudimentaire découvert par le docteur J. Wyman « dans le poisson aveugle ne prouve-t-elle pas plutôt que cet animal, comme « tous les autres, a été créé, avec tous ses caractères particuliers, par le *fiat* du « Tout-Puissant, et que ce rudiment d'œil lui a été laissé comme réminis- « cence, etc... » (AGASSIZ, *De l'Espèce*, trad. de Vogeli. Paris, 1869, p. 20.)

franchise, et avec toute l'autorité possible, par le même professeur Agassiz, dans une de ses savantes leçons, que la *Revue des Cours scientifiques* a publiée. J'en extrais ce passage :

« Rien, dans le règne inorganique », dit le professeur, « n'est de na-« ture à nous impressionner autant que l'unité de plan qui apparaît « dans la structure des types les plus différents. D'un pôle à l'autre, « sous tous les méridiens, les mammifères, les oiseaux, les reptiles, « les poissons, révèlent une seule et même structure. Ce plan dé-« note des conceptions abstraites de l'ordre le plus élevé; il dépasse « de bien loin les plus vastes généralisations de l'esprit humain, et « il a fallu les recherches les plus laborieuses pour que l'homme « parvînt seulement à s'en faire une idée. D'autres plans non moins « merveilleux se découvrent dans les articulés, les mollusques, les « rayonnés, et dans les divers types des plantes. Et cependant ce « rapport logique, cette admirable harmonie, cette infinie variété « dans l'unité, voilà ce qu'on nous représente comme le résultat de « forces auxquelles n'appartiennent ni la moindre parcelle d'intel-« ligence, ni la faculté de penser, ni le pouvoir de combiner, ni la « notion du temps et de l'espace! Si quelque chose peut placer, « dans la nature, l'homme au-dessus des autres êtres, c'est préci-« sément le fait qu'il possède ces nobles attributs; sans ces dons, « portés à un très-haut degré d'excellence et de perfection, aucun « des traits généraux de parenté qui unissent les grands types du « règne animal et du type végétal ne pourrait être ni perçu ni com-« pris. Comment donc ces rapports auraient-ils pu être ima-« ginés, si ce n'est à l'aide de facultés analogues? Si toutes ces « relations dépassent la portée de la puissance intellectuelle de « l'homme, si l'homme lui-même n'est qu'une partie, un fragment « du système total, comment ce système aurait-il été appelé à l'être, « s'il n'y a pas une intelligence suprême, auteur de toutes choses? » (*Revue des Cours scient.*, n° du 2 mai 1868.)

Telle est l'argumentation de M. Agassiz; métaphysicien un peu plus expérimenté, il eût compris que, si la grandeur et la perfection du monde supposent une pensée créatrice, cette pensée créatrice, qu'il faut supposer pour le moins aussi vaste et aussi parfaite que son œuvre, n'est pas moins inexplicable par soi, et implique à son tour par conséquent une autre cause créatrice qui lui soit supérieure encore...

L'illusion du créationisme est comparable à cette autre erreur journalière qui nous fait voir le soleil cheminer de l'est à l'ouest au-dessus de nos têtes immobiles, alors que c'est nous seuls en réalité qui nous mouvons et qui tournons sur l'axe de notre planète avec une effroyable vélocité; de part et d'autre, nous sommes dupes d'une apparence mensongère nous présentant un renversement complet des rapports réels. Les combinaisons si multiples, si complexes et si savamment ordonnées du monde objectif, mettent en admiration notre illustre naturaliste; qu'il reporte plutôt cette admiration sur l'intelligence du sujet lui-même, car là seulement est l'archétype et le parfait modèle de ces harmonies tant vantées!

De cet ordre régulier, de ces méthodiques systèmes de relations que nous percevons et admirons dans l'architecture des corps vivants, il en est comme des qualités sensibles spécifiques, telles que la couleur et la chaleur, que nous attribuons aux objets comme autant de qualités qui leur seraient intrinsèques. Une analyse raisonnée d'un tel jugement nous en découvre la fausseté. Ce n'est plus moi seul qui le dis, ce sont aujourd'hui tous les physiciens qui le constatent et le démontrent : les modalités esthétiques qui distinguent les couleurs, les sons, les odeurs, les saveurs, la chaleur, sont autant de manières d'être, autant d'aptitudes, autant de facultés de notre sensorium lui-même; c'est à nous seuls que ces caractères appartiennent, et ils n'appartiennent nullement aux corps à qui d'instinct nous les attribuons (1).

(1) « En disant qu'un corps est *rouge*, cela signifie qu'il envoie aux yeux des « ondes lumineuses d'éther d'une certaine vitesse, lesquelles, en agissant sur

Ce qui est vrai des modes de la sensation est vrai aussi des modes de l'intelligence : si les qualités de ce que nous sentons sont des qualités véritablement nôtres, les qualités de ce que nous comprenons, de ce que nous concevons, de ce que nous percevons par la pensée, sont nôtres également et au même titre. La perfection des objets est uniquement dans le pouvoir qu'ils exercent de réveiller en nous, à l'aide de leurs combinaisons possibles, l'idée de la perfection absolue qui réside en notre être ; et comme les choses de la création, si achevées soient-elles, ne réveillent cette idée qu'incomplétement, et jamais dans toute sa plénitude, concluons-en que ces prétendues œuvres du Créateur peuvent seulement approcher,

« la rétine, causent la sensation du *rouge* ; mais, en réalité, ni les corps ni les « ondes ne sont rouges. » (E. Chevreul, memb. de l'Institut, *Journal des Savants*, « livr. d'août, 1864, p. 497.)

« Quand on est assez proche d'un corps vibrant, on peut sentir les vibrations de « l'air. Un sourd, par exemple, qui plonge la main sous une cloche au moment « où elle rend un son, sent, par l'intermédiaire des nerfs communs de son corps, « ces tremblements qui, quand ils viennent frapper les nerfs d'une oreille « saine, se traduisent en sons. Il y a plusieurs moyens de rendre ces vibrations « sonores, non-seulement tangibles, mais visibles. Ce ne fut qu'après des expé- « riences sans nombre de cette sorte que le physicien a adopté complétement, « et sans conserver l'ombre d'un doute, la conviction que ce que nous ressentons « comme son n'est en dehors de nous qu'une vibration de l'air. » (John Tyndall, *Revue des Cours scientifiques*, t. III, p. 227.)

« Les savants, en décomposant les rayons lumineux, en cherchant les lois de « réflexion, de réfraction, de polarisation, ont totalement perdu de vue qu'ils « avaient entre les mains les moyens de produire les couleurs et non les cou- « leurs elles-mêmes. Nous ne connaissons, nous ne pouvons connaître le monde « extérieur que par la manière dont il agit sur nous ; mais, accoutumés dès les « premiers moments de notre existence à voir certains objets exercer toujours et « invariablement les mêmes modifications, ces changements, ces modifications « qui nous appartiennent en propre, et à nous seuls, nous les rattachons aux « objets eux-mêmes et nous nous considérons comme des êtres entièrement « passifs, tandis que l'activité forme la partie la plus essentielle de notre être. « Nous nous dépouillons ainsi volontairement du plus beau de nos droits, de « notre plus belle prérogative, pour en revêtir le monde qui nous entoure. Non, « c'est l'homme qui souffle continuellement l'âme à cet amas mystérieux qu'il « appelle Univers ; c'est l'homme qui crée les formes pour son tact, le jour, la « nuit et les couleurs pour son œil, les sons pour son oreille, les saveurs et les « odeurs pour son goût et son odorat. » Dr Szokalski, *Mémoire sur les Sensations des Couleurs*. Paris, 1839, pp. 7 et 18.)

mais sans pouvoir y atteindre, de la perfection du type idéal que nous portons, d'une manière virtuelle sans doute, mais aussi d'une manière essentielle, en chacun de nous-mêmes (1).

M. Agassiz et ses coréligionnaires philosophiques prétendant que l'économie des organismes vivants offre trop le cachet de la plus haute science pour ne pas être un ouvrage de l'intelligence, pour ne pas avoir été créé, je demanderai à ces penseurs pourquoi le système des vérités logiques, pourquoi le système des lois mathématiques, — qui portent bien aussi, j'imagine, le cachet de l'intelligence, qui sont aussi pour le savant des objets d'inépuisable admiration! — je leur demanderai pourquoi les lois de la logique, pourquoi les lois du nombre, de l'étendue et de la force ne devraient pas aussi le jour au libre vouloir d'un créateur...

Mais peut-être bien que nos honorables antagonistes ne l'entendent pas autrement, et, pour être conséquents, ils le doivent. Dès lors, pour qu'il fût vrai que deux choses égales à une troisième sont égales entre elles, que deux et deux font quatre, que l'intersection de deux droites donne des angles opposés par le sommet égaux entre eux, etc., il a fallu attendre le jour où il plût, où il prît fantaisie à l'Ordonnateur suprême de décréter qu'il en serait désormais ainsi !

Peut on douter que l'école créationiste attribue l'arbitraire à sa volonté créatrice comme un caractère qui serait son essence même? Pour savoir au juste à quoi nous en tenir à cet égard, écoutons la déclaration suivante de M. Agassiz, qu'il a reproduite sous diverses formes dans ses écrits : « Quelques naturalistes », dit-il, « ont néanmoins déjà poussé le parallèle entre la structure des ani-« maux bien au delà des limites assignées par la nature, et s'effor-

(1) La moralité subjective de l'Homme, prise dans les grands caractères qui ont marqué dans l'humanité, ne se place-t-elle pas à une hauteur immense au-dessus de la moralité objective de la nature, de cette nature immorale, théâtre de tant de désordres, de tant de violences, de tant d'atrocités, tant d'iniquités épouvantables?

« cent de démontrer que toutes les conformations sont susceptibles « d'être ramenées à une norme unique. Ils soutiennent, par exemple, qu'il n'y a pas un os chez un Vertébré quelconque qui n'ait « son équivalent dans une autre espèce de ce type. *Supposer une « aussi grande conformité, c'est, en définitive, refuser au Créateur « dans l'expression de sa pensée, une liberté dont jouit l'homme lui-« même.* » (*De l'Espèce*, *op. cit.*, p. 28.) Ainsi, Dieu ne peut pas être moins libre que l'homme ; et comme l'homme a incontestablement la liberté d'agir en dépit du bon sens, il faut bien que Dieu ait le même droit, ... et qu'il en use!

Un logicien convaincu et sincère, poursuivant jusqu'au bout les conséquences de son principe, tombe bientôt dans une contradiction manifeste, si ce principe est faux; c'est ce qui est arrivé à M. Agassiz. Les arguments que nous venons de lui opposer, on peut les puiser à pleines mains dans sa propre argumentation. Écoutez encore la citation suivante. L'auteur y reproduit et renforce à plaisir les prémisses de notre raisonnement; sa conclusion reste sans doute à l'opposé de la nôtre, mais à vous de juger laquelle des deux a la logique de son côté.

« La coïncidence croissante entre nos systèmes et celui de la « nature », dit le professeur, « prouve d'ailleurs que les opérations « de l'esprit de l'homme et celles de l'esprit de Dieu sont identiques; « on s'en convaincra davantage si l'on songe à quel point extraor-« dinaire certaines conceptions *à priori* de la nature se sont, en « définitive, trouvées conformes à la réalité des choses, quoi qu'en « aient pu dire d'abord les observateurs empiriques. »

Ainsi notre illustre adversaire le dit avec nous et mieux que nous : le système de la nature organique est, de même que le système des rapports mathématiques, adéquat à l'entendement humain; c'est là qu'il a son type, sa raison, son explication; autrement dit, c'est un système fondé sur des rapports logiques, sur des *rapports nécessaires*, de telle sorte que la raison humaine peut affirmer *à priori*, et sans se tromper, les conséquences rationnelles qui découlent forcément de ces rapports.

Ces principes posés, comment peut-on en conclure que le système de la nature soit l'acte facultatif d'une détermination arbitraire? L'inconséquence est flagrante, elle éclate à vos yeux. Comment! ce serait en prenant pour criterium l'hypothèse d'une volonté créatrice libre, créant ou ne créant pas, créant de telle manière ou de telle autre suivant son seul bon plaisir; ce serait en se fondant sur cette hypothèse, que les spéculations rationnelles dont on nous parle auraient réussi à prévoir et à déterminer d'avance des phénomènes naturels cachés ou à venir? Si l'intelligence a su tirer de la sorte de son propre fond tout un ensemble de vérités exactes sur des réalités où l'observation ne pouvait atteindre, n'est-ce pas, au contraire, parce qu'elle avait posé en principe l'existence entre les faits connus et les faits à connaître, entre les phénomènes présents et les phénomènes futurs, d'un enchaînement rigoureux indépendant de toute volonté? L'analyse rationnelle aurait-elle une telle vertu, obtiendrait-elle de pareils résultats si, pour asseoir ses calculs, elle n'avait à compter que sur les incertitudes et les fluctuations d'un caprice omnipotent?

A ces défaillances philosophiques de notre illustre naturaliste, qui est une des gloires des États-Unis, je me plais à opposer la pensée d'un autre physiologiste américain célèbre, qui possède le rare mérite d'allier à un haut degré le sens de la philosophie à celui de l'observation et de la recherche expérimentale : « Les lois « de la nature étant fondées sur la raison pure », dit excellemment le professeur Draper, « elles sont absolument invariables. Elles « seules ne peuvent changer entre toutes les choses qu'il nous est « donné de contempler. » (*Human Physiology, statical and dynamical*, by JOHN WILLIAM DRAPER, M. D. LL. D., professor of Chemistry and Physiology in the University of New-York. New-York, 1856, p. 270.)

Il n'est pas superflu d'examiner un autre argument cardinal de la thèse créationiste, telle qu'elle est soutenue par son avocat le plus autorisé. M. Agassiz dit encore :

« Les degrés d'alliance existant entre animaux différents sont « très-divers ;... des familles diverses peuvent ne constituer qu'un « ordre unique ; plusieurs ordres se rangent dans une classe com- « mune, et plusieurs classes forment, en se réunissant, un embran- « chement... A mes yeux, rien ne démontre plus directement et « plus absolument l'action d'un esprit réfléchi que toutes ces caté- « gories sur lesquelles les espèces, les genres, les familles, les « ordres, les classes, les embranchements, sont fondés dans la « nature ; rien n'indique plus évidemment une considération déli- « bérée du sujet, que la manifestation réelle et matérielle de toutes « ces choses par une succession d'individus dont la vie est limitée « dans le temps à une durée relativement très-courte. La grande « merveille de toutes ces relations consiste dans le caractère fugitif « de toutes les parties de cette harmonie compliquée. Tandis que « l'espèce persiste pendant de longues périodes, les individus qui « la représentent changent constamment, et meurent l'un après « l'autre dans une rapide succession, etc. » (*Revue des Cours scient.*, *loc. cit.*)

Le merveilleux est un besoin pour M. Agassiz ; il lui en faut, coûte que coûte, et il sait en trouver dans les choses les moins mystérieuses et les plus simples. Le caractère éphémère des existences individuelles rapproché du caractère de permanence propre à la vie des espèces, voilà pour lui un prodige, et par conséquent un témoignage de plus de l'origine miraculeuse des espèces !

O illustre Maître, daignez y réfléchir, et vous allez le reconnaître : la perpétuité des types spécifiques de la vie à travers la destruction successive de tous leurs exemplaires individuels n'a rien de plus inexplicable, de plus insondable et de plus surnaturel que la conservation d'une statue de Phidias, en tant que *forme*, c'est-à-dire en tant qu'*espèce* (*species* et εἶδος ont cette double signification), par une série sans fin de copies qui seraient détruites l'une après l'autre après avoir été préalablement renouvelées. Dans les deux cas, n'est-ce pas le même miracle, le miracle de la forme abstraite survivant à chacune de ses représentations concrètes, l'*élément formel* des objets résistant à l'anéantissement de leur *élément substantiel?* C'est incontestable; mais ce miracle n'en est pas un, car c'est un miracle qui se comprend, ainsi que le prouve la comparaison à laquelle nous venons de recourir.

Encore un autre miracle, lequel vaut bien les précédents : M. Agassiz croit à des *types prophétiques*. Voici ce qu'il entend par là :

« On vient de voir », dit-il, « dans le précédent paragraphe, que, « pour certains types, l'état embryonnaire des représentants supé- « rieurs, appelés seulement plus tard à l'existence, était déjà figuré « essentiellement, en quelque sorte, dans les individus de ces mêmes « types qui vivaient à une époque antérieure. Maintenant que cette « corrélation est suffisamment connue, on peut considérer les « animaux divers d'une période antérieure comme manifestant, « pour ainsi dire, le modèle sur lequel seront établies les phases « de l'évolution d'autres animaux à une période ultérieure. C'est, « dans ces temps reculés, comme la prophétie d'un ordre de « choses impossible avec les combinaisons zoologiques prédomi- « nantes alors, mais qui, réalisé plus tard, attestera d'une manière « frappante que, dans la gradation des animaux, chaque terme a « été préconçu. » (*De l'Espèce*, p. 182.)

L'illusion où l'éminent esprit de M. Agassiz a été jeté cette fois par un fatal parti pris de système saute aux yeux de quiconque n'est point sous l'empire du même préjugé ; l'erreur est vraiment palpable. La reproduction, dans le cours de l'évolution embryonnaire chez une espèce, des traits qui caractérisent l'adulte dans certaines espèces reconnues inférieures et antérieures, n'est, pour la doctrine de la succession généalogique des espèces, qu'un fait d'hérédité essentiellement semblable à l'apparition, chez tout individu (apparition souvent transitoire, remarquons-le bien), de certains caractères qui distinguaient ses aïeux. C'est un fait qui se ramène très-logiquement et sans effort à des lois physiologiques connues. Au lieu de cette assimilation si naturelle, qui simplifie si heureusement le problème zoologique dont il est question, notre éminent naturaliste en propose une solution qui, appliquée aux faits analogues de ressemblance offerts entre les ascendants et les descendants d'une même race, amènerait à dire, par exemple, que la verrue héréditaire dont le visage de Cicéron était orné constituait la réalisation d'une prophétie écrite dans la verrue originelle de ses ancêtres. D'après cette théorie plus qu'étrange, ce n'est point le type paternel qui donnerait la raison du type semblable de l'enfant; non, ce serait dans le type de l'enfant qu'il faudrait chercher l'explication et la cause des traits qui caractérisent le père !

C'est ainsi que M. Agassiz entend la genèse des types; une telle conception est le renversement complet des rapports entre l'effet et la cause; elle constitue, dans l'interprétation des faits, un contre-sens radical et patent.

La prétendue perfection du plan organique serait-elle une vérité, le dogme de la création, nous l'avons constaté, n'aurait pas à s'en prévaloir. Ce n'est pas tout : ceux qui, dans l'intérêt de leur système, mettent en avant cette allégation comme un axiome, comme un fait reconnu et incontestable, se montrent des interprètes bien peu scrupuleux de la réalité. Cuvier ne cesse de nous parler de « la grande et universelle loi des concordances physiologiques et de la convenance des moyens au but. » (*Anatomie comp.*, t. I, p. 304.) Rien n'est plus faux, rien n'est plus ouvertement démenti par le témoignage des faits, pour qui les observe d'un œil impartial. Les types d'espèce les plus harmoniques, c'est-à-dire ceux où les organes sont le mieux accommodés les uns aux autres et le mieux appropriés à leurs fonctions, sont encore bien loin de réaliser une harmonie parfaite; en y regardant avec attention, on y découvre bien des défauts. Plaçons ici les paroles suivantes de M. H. Helmholtz : « Ce que nous avons trouvé », dit-il, « d'inexactitudes et d'imperfections dans l'appareil optique et dans « l'image rétinienne n'est plus rien en comparaison des incon- « gruences que nous venons de rencontrer dans le domaine des « sensations. On pourrait dire que la nature se soit complu à « accumuler les contradictions pour enlever tout fondement à la « théorie d'une harmonie préexistante, etc. » (*Conférence sur les Progrès récents dans la théorie de la vision*, publiée dans la *Revue des Cours scientifiques*, du 24 avril 1869.) Mais il est d'autres types en grand nombre (je les appellerai *inharmoniques*) qui présentent à cet égard une aberration d'organisation poussée jusqu'à la dernière limite, et qui leur permet tout juste de traîner une existence misérable et de la transmettre à des générations héritières de leur infortune. Or, si les harmonies physiologiques, que tant on exagère, semblent proclamer la gloire de la sagesse créatrice, ce sont ces *discordances physiologiques*, nous le verrons tout à l'heure, ce sont ces monstruosités spécifiques, qui constituent le plus précieux de tous les documents pour l'histoire de la constitution naturelle des formes de la vie.

Affranchis d'obscurs préjugés et se plaçant au point de vue de ce que j'appellerai, d'après M. Chevreul, la *mathésiologie comparative*, les biologistes comprendront que le temps est venu d'introduire dans leurs études un progrès capital réalisé déjà dans certaines branches voisines. Ainsi, jusque dans ces derniers temps, la Géologie avait été purement descriptive, de même que la Biologie. Dieu ayant créé le globe avec ses roches et leurs populations fossiles, ayant créé les plaines, les montagnes et les vallées, et tout cela en un clin d'œil, par un coup de baguette magique, par son seul *fiat*, pour rappeler encore une fois la formule magistrale de M. Agassiz, aucune place n'était laissée à la science, on le conçoit, dans l'étude de ces origines. Mais le dogme, qui seul en tenait lieu, ayant été relégué dans la mythologie, la Géologie entra en possession de son plus beau domaine : à la *Géognosie* elle ajouta la *Géogénie.*

A la Biologie de suivre cet exemple : qu'elle renonce au miracle de la création des types spécifiques, et que sur l'emplacement de ce vieux préjugé écroulé elle fonde la *Morphogénie vitale* comme complément naturel de la *Morphognosie vitale*, cette considération purement descriptive des formes vivantes, où la Botanique et la Zoologie se sont jusqu'à ce jour renfermées

Mais la science des animaux et des plantes n'a même pas besoin de consulter des sciences étrangères pour s'encourager à cette évolution ; l'évolution n'est-elle pas déjà opérée en effet dans certaines branches de la Biologie, avec un heureux succès ? Voyons plutôt.

Comment se forment les monstres ?

Cette question n'a pris place que fort tard dans le questionnaire scientifique. Jusque-là on n'avait pu songer sans doute à faire honneur de ces productions à l'omnisciente et omnipotente sagesse créatrice, mais le merveilleux n'y perdait rien pour cela ; on avait imaginé de mettre ces créations peu honorables sur le compte d'une autre divinité de dignité inférieure et réputée d'humeur bouffonne. Les monstres passaient donc pour des jeux, pour des facéties de la Nature, et tout était dit sur ce point-là.

Cependant, après s'être borné à décrire les monstres et à les classer, on osa supposer qu'ils pourraient bien être dus à des causes naturelles, à des causes du domaine de la science, du domaine de l'observation et du raisonnement, et la Tératogénie scientifique se constitua (1).

(1) Montaigne avait dit avec autant de profondeur que de concision : « Les monstres n'en sont pas à Dieu. »

Nous avons l'honneur, Messieurs, de compter parmi nous un savant qui a contribué plus que personne peut-être à fonder cette branche d'études. Or, la Tératogénie est appelée selon moi à devenir un auxiliaire précieux pour la morphogénie des espèces, et les découvertes du célèbre tératologiste notre collègue me paraissent particulièrement propres à jeter une lumière sur ce champ des origines animales et végétales, où de si épaisses ténèbres, protégées par la superstition, règnent encore.

Messieurs, j'ai l'espoir orgueilleux de vous en convaincre, la structure de tous les divers types spécifiques du règne animal est plus ou moins entachée d'anomalie et de difformité, et le plus souvent, parmi les mieux partagés, l'harmonie de leur organisation n'est au mieux qu'un ensemble d'irrégularités régularisées. Et maintenant, je le répète, ce sont ces irrégularités, ces difformités, qui donnent la clef de la différentiation spécifique de ces organismes et qui font revivre les traces de leur histoire.

M. Jules Guérin a constaté le premier que les difformités congénitales du système osseux doivent, dans un grand nombre de cas, être envisagées comme le résultat éloigné, mais comme le résultat nécessaire et tout physiologique, d'une lésion primitive des centres nerveux, lésion ayant pour effet prochain de détruire l'harmonie des contractions musculaires, et d'amener finalement la déviation des parties osseuses soumises à l'action anormale des muscles. (Voir *fig.* 18 et 19.) Le même auteur a fait aussi remarquer que certaines difformités acquises sont dues également à une habitude irrégulière du système musculaire qui lui est imprimée par la volonté du sujet ; et ainsi cette fois encore la déformation a son point de départ, sa cause physiologique première, dans l'exercice de l'action nerveuse. Eh bien, parmi les *anomalies normales*, permettez-moi ce paradoxe, qui sont empreintes sous des formes et à des degrés divers sur le squelette de tous les vertébrés, il en est beaucoup qui attestent une origine semblable. Ces difformités spécifiques sont la transmission héréditaire, tout semble le prouver, de lésions individuelles qui se seraient produites à l'origine, le plus souvent comme conséquence d'une altération dans l'exercice régulier des organes moteurs que

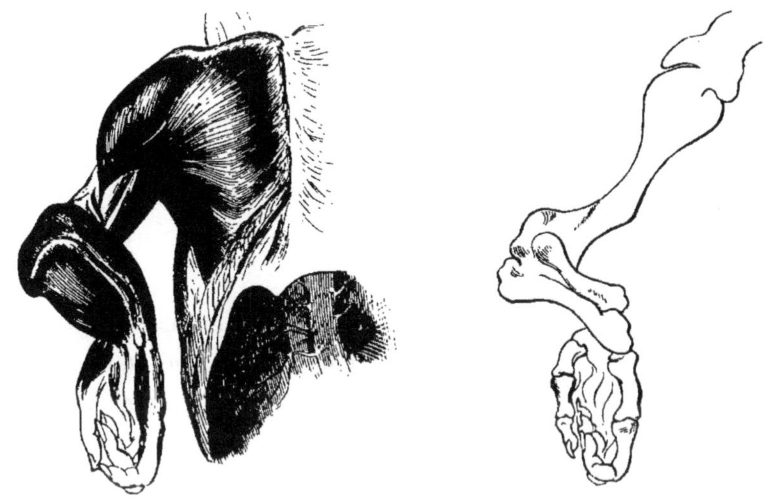

Fig. 18. Fig. 19.

Myologie et Ostéologie du bras droit chez un fœtus. La difformité du membre serait due à un exercice anormal des fonctions musculaires résultant d'une lésion constatée dans les centres nerveux du mouvement. Ces deux figures sont extraites du grand ouvrage inédit du Dr Jules Guérin sur les *Difformités du Système Osseux*, couronné par l'Institut (prix de 10,000 fr.).

la volonté de l'animal aurait assujettis à se ployer bien ou mal à de nouvelles conditions fonctionnelles accidentellement survenues dans son milieu.

Considérant en philosophe les effets de cette influence que les conditions de fonctionnement entourant un organe exercent sur son développement, sur sa structure, sur la disposition de ses parties, M. Jules Guérin ne s'est pas contenté de déduire de cette observation des applications médicales d'une grande importance ; il en a tiré, en outre, une loi d'ordre plus haut dont la formule prouve, ce me semble, qu'il a compris toute la signification, toute la portée des faits placés sous ses yeux. « *La fonction fait l'Organe* » (1), nous

(1) Voir les *Comptes Rendus* de l'Académie des Sciences, année 1843, pp. 257 et 434.

a-t-il dit; ce qui, en termes moins concis, revient sans doute à dire que les caractères anatomiques des organes sont la conséquence et l'expression adéquate des circonstances, des nécessités impérieuses au sein desquelles ils ont été assujettis à fonctionner.

Ce principe de physiologie générale trouve aujourd'hui son véritable champ d'application scientifique et philosophique dans la morphogénie des espèces; et, soit dit en passant, M. Jules Guérin ne pourrait refuser son adhésion à la doctrine transformiste sans se déjuger, sans abdiquer l'un de ses plus beaux titres.

Dans un premier mémoire sur la torsion de l'humérus, je vous ai entretenus, et je reviendrai tout à l'heure sur ce sujet, d'une déviation graduée des membres qui s'observe dans le type chélonien en parcourant la série de ses diverses formes spécifiques, depuis les Tortues aquatiques proprement dites jusqu'aux Tortues terrestres, en passant par les Émydes, dont l'existence est amphibie. Avant de reprendre cette étude, qui fait le principal objet de cette nouvelle communication, permettez-moi d'appeler un instant votre attention sur un autre fait de tératologie zoologique, afin de légitimer tout d'abord par un exemple saisissant les conséquences que j'ai cru pouvoir assigner à une loi dont j'ai pris la formule chez un de nos collègues.

Le Phoque, Messieurs, n'est-il pas un véritable monstre, un monstre du groupe des *syméliens?* Son membre antérieur, fléchi d'abord en avant pour les besoins de la locomotion terrestre, comme celui de tous les mammifères et de tous les reptiles (les Tortues exceptées se mouvant sur terre), par la torsion humérale et la demi-révolution du carpe sur la base du cubitus, ce membre porte, avec tous ces signes, ceux d'une déformation ultérieure en rapport avec les exigences de la locomotion aquatique. Mais cette interprétation morphogénique devient d'une irrésistible évidence quand nous considérons à son tour le membre postérieur : il nous présente deux pattes, deux pattes marcheuses, entendez bien, deux pattes encore armées de leurs griffes ! qui se sont rapprochées et accolées ensemble en une queue natatoire toute factice que surmonte encore, comme un témoin de plus, irrécusable témoin du passé, une vraie queue, la queue anatomique, passée à l'état de résidu, à l'état d'organe destitué de ses fonctions. (Voir *fig.* 20.)

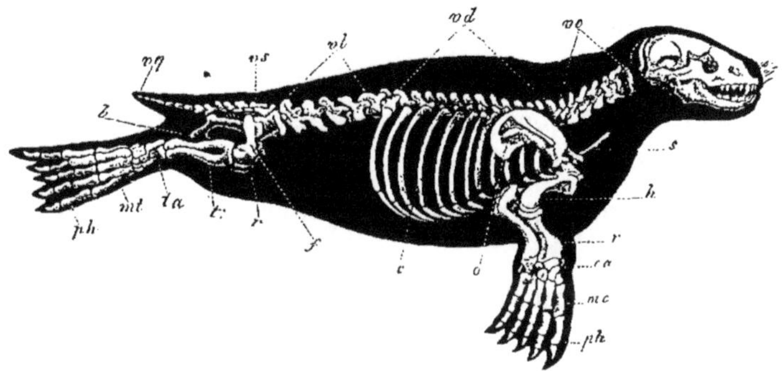

FIG. 20. — Squelette de Phoque (d'après la *Zoologie* de M. Milne-Edwards).

Dans la structure, toute pleine de contradictions, toute pleine de paradoxes, de cet étrange organisme, est tracée en saillants caractères l'histoire d'un animal qui vécut primitivement de la vie terrestre et que des changements rigoureux produits dans ses conditions d'existence forcèrent à chercher un asile dans la mer ; il en est devenu le citoyen par voie de naturalisation, mais combien il diffère des indigènes, tels que la Baleine, par exemple, et comme son origine étrangère se révèle dans sa physionomie et ses allures (1) !

(1) Dans les notes pleines de science et de sagacité profonde dont elle a enrichi sa traduction française de l'œuvre de Darwin sur l'*Origine des Espèces*, madame Clémence Royer émet, au sujet de l'origine des Mammifères amphibies et des Cétacés, certaines opinions qui ont le tort de ne pas tenir compte de la distinction fondamentale que nous avons signalée entre les mammifères marins de provenance terrestre, et ceux dont la mer fut le berceau de tous les ancêtres.

Nous sommes en accord de doctrine avec l'éminent traducteur de Darwin quand il écrit :

« Les mammifères amphibies pourraient donc en effet devoir leur origine à « une rétrogression partielle de leur organisme vers la classe inférieure et an- « térieure des reptiles, ou même vers celle des poissons ; c'est-à-dire à un phé-

Revenons aux Tortues.

Je vous ai exposé une première fois que l'humérus est uni, non tordu, dans sa diaphyse tout au moins, chez les Tortues Marines, qu'il commence à se tordre fortement chez les Tortues Bourbeuses, et qu'il est plus tordu encore chez les véritables Tortues de Terre; après quoi je vous ai soumis mon opinion, suivant laquelle cette torsion progressive serait le résultat d'une double et successive transition de milieu, étant supposé que le type aquatique passe d'abord dans un milieu bourbeux, et de là dans un milieu purement terrestre, et que chacun de ces milieux imprime au type primitif une modification en rapport avec les conditions fonctionnelles respectives.

Les recherches auxquelles j'ai continué à me livrer depuis parmi les tribus si diverses de la nombreuse famille des Chéloniens, ont confirmé mes premières conclusions et leur ont apporté l'appui

« nomène de réversion à d'anciens caractères perdus dont l'élection naturelle « aurait pris avantage pour les adapter à de nouvelles conditions de vie. Cette « théorie serait parfaitement d'accord avec l'apparition tardive des représentants « de cet ordre dans les couches géologiques. » (*De l'Origine des Espèces*, par Ch. DARWIN, traduction française de madame Cl. ROYER, 1re édit., page 288, dans les notes.)

Madame Cl. Royer s'exprime ainsi dans une autre note, et c'est là que je cesse d'être de son avis :

« La présence de dents rudimentaires chez les fœtus des Baleines confirme ce « que je me suis permis d'avancer autre part à leur sujet, c'est-à-dire qu'elles ont « probablement acquis leurs habitudes et leurs caractères actuels par une mé- « tamorphose régressive, qui les a fait rétrograder du rang plus élevé d'animaux « amphibies, fluviatiles ou lacustres, au rang inférieur d'espèces exclusivement « marines... »

Les rudiments de dents qui s'observent chez le fœtus de la Baleine, — j'ai déjà eu occasion de faire cette réponse à un membre de la Société d'Anthropologie qui m'objectait le même fait, — représentent les vestiges de la denture des Enoliosauriens, dont le système dentaire si puissant se retrouve d'ailleurs chez la plupart des autres Cétacés. Une considération attentive des différences de structure que nous avons signalées entre les Cétacés Souffleurs d'une part, et les Cétacés Herbivores et les Amphibies d'autre part, convaincra, j'en suis sûr, le savant écrivain que si ces derniers animaux marins se rattachent aux Mammifères terrestres par leurs ascendants, il ne saurait en être de même des premiers.

de nouvelles observations que je vais avoir l'honneur de vous faire connaître.

J'avais dit, en me conformant aux descriptions données dans les travaux d'anatomie qui ont été consacrés à ces animaux, que, chez les Émydes et chez les Tortues de Terre, la difformité caractéristique du membre antérieur consiste dans un certain degré de torsion de l'humérus et dans une incurvation de cet os plus ou moins prononcée. En y regardant de près, je me suis aperçu que les auteurs de ces monographies n'avaient pas tout vu, et qu'un autre caractère tératologique de la conformation du bras chélonien, un autre caractère non moins curieux et non moins probant pour la thèse transformiste, était passé jusqu'ici inaperçu. Cette anomalie spécifique est une *luxation par rotation interne du coude*, ou mieux du genou, car les animaux dont il s'agit ont le membre antérieur genouillé tout comme le membre postérieur. (Voir *fig.* 21 et 22.) Cet effet de luxation met à découvert les deux éminences articulaires de la base de l'humérus, et le chapiteau oblong formé par les sommets rapprochés des deux os de l'avant-bras se place en croix sur cette surface articulaire dont elle n'occupe plus que la ligne médiane, c'est-à-dire le sillon qui sépare le condyle de la trochlée. Le sommet du cubitus s'est logé sur la face antérieure de cette rainure et montre ainsi en avant son rudiment d'apophyse olécrane; la tête du radius occupe le côté postérieur.

Une objection va se présenter à vos esprits; on va me dire: En admettant que les Tortues de Marais et les Tortues de Terre dussent leur torsion et leur incurvation humérales, ainsi que leur luxation anti-brachiale, à une révolution géologique des milieux qui aurait contraint l'organisme de la chélonée à transformer ses pattes, qui sont des rames, en des palettes à chasser la boue, et que ces palettes devinssent à leur tour, par une deuxième transformation en rapport avec un nouveau changement de milieu, les moignons renversés de la Tortue de Terre, n'est-il pas inexplicable qu'aucune de ces thalassites devenues chersites n'ait effectué cette transition en passant directement de la mer ou des fleuves sur les rivages? Quelle raison donner pour admettre que le passage entre les deux milieux extrêmes, l'eau et la terre, se soit toujours et nécessairement opéré à l'aide d'une station intermédiaire dans le milieu semi-liquide, semi-solide, des marais bourbeux? Et s'il en a été autrement, pourquoi toutes les tortues qui marchent ont-elles l'humérus tordu et incurvé, et l'avant-bras disloqué? N'y a-t-il pas dans cette difficulté une présomption défavorable à la théorie qui donne pour origine à ces anomalies les conditions de locomotion diverses faites à l'animal par divers milieux successifs?

Cette question, Messieurs, je me l'étais posée à moi-même; j'en ai cherché la solution, et j'ai été assez heureux pour la rencontrer. Un groupe important de tortues offert par la faune de l'Amérique vient fournir à cette règle d'organisation, dont l'universalité, embarrassante pour notre théorie, existe, si je ne me trompe, chez les tortues de l'ancien monde, une exception très-nette qui vient lever la difficulté. Voici l'Émysaure de Temminck, hôte des États-Unis du sud, qui vit alternativement dans les estuaires des fleuves et sur leurs rives, c'est-à-dire qui nage et qui marche. Cette Tortue, si l'on considère les conditions de son habitat présent et si on les rapproche par la pensée, autant que les monuments géologiques nous le permettent, des conditions de l'habitat paléontologique correspondant, cette Tortue, tout nous porte à le croire, a dû effectuer directement son passage de la vie marine à la vie fluviale et terrestre. Eh bien! Messieurs, l'organisation locomotrice de l'animal est en parfait accord avec cette donnée: l'Émysaure, cette Tortue qui marche, et dont les doigts sont armés de fortes griffes, cette Tortue a l'humérus lisse comme la Tortue de Mer elle-même, la torsion qu'il présente est à peine sensible, et *l'avant-bras n'est nullement luxé!* (Voir *fig.* 23 et 24.)

Pour que votre édification soit complète, regardez, je vous prie, à la fois, et ce bras appartenant à l'Émysaure, et le bras d'une Tortue

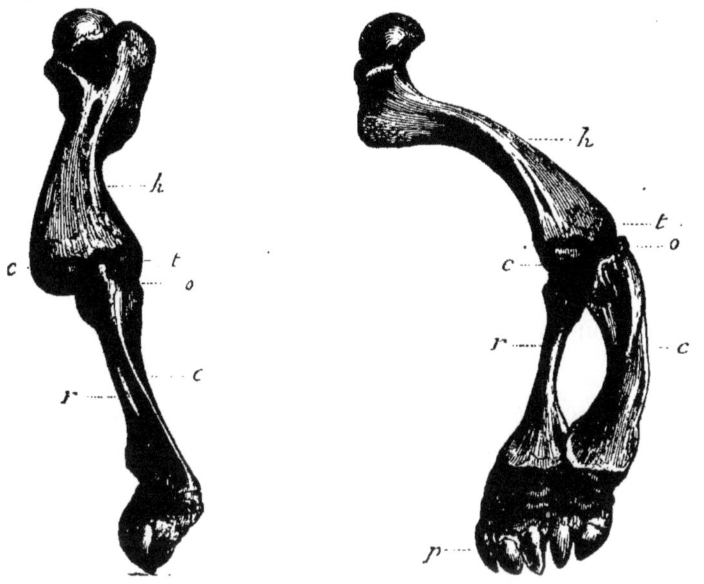

FIG. 21. FIG. 22.

Tortue du Cap : son bras osseux gauche vu par devant, et le même vu par côté. *h*, humérus ; *c*, condyle ; *t*, trochlée ; *r*, radius ; *c*, cubitus ; *o*, son apophyse olécrane ; *p*, pouce.

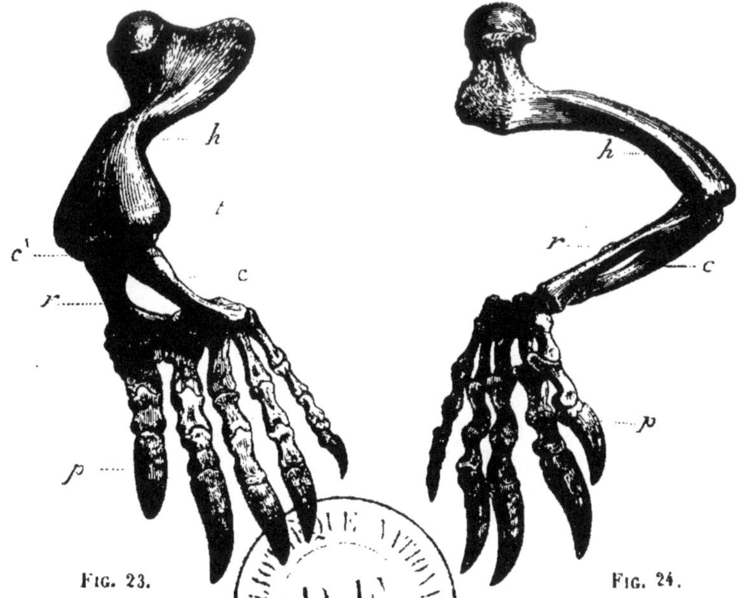

FIG. 23. FIG. 24.

Émysaure de Temminck : son bras osseux gauche vu par devant, et le même vu par côté. *h*, humérus ; *c*, condyle ; *t*, trochlée ; *r*, radius ; *c*, cubitus ; *p*, pouce.

Terrestre d'Afrique d'une dimension à peu près égale et d'une conformation à beaucoup d'égards très-analogue. Les deux bras vus de front (*fig.* 21 et 23), l'un vous présente son avant-bras en profil : cet avant-bras est luxé ; l'autre vous montre le sien de face : il n'est pas luxé. Regardez-les par côté (*fig.* 22 et 24) maintenant. Cette fois, c'est le premier avant-bras qui vous fait face, vous voyez ses deux os sur le même plan ; et c'est le second qui se montre par la tranche, vous ne voyez, bien à découvert, qu'un seul de ses os, l'autre étant masqué par son voisin.

J'ai dû me préparer à d'autres objections encore. Il en est une de même ordre que la précédente et tout aussi sérieuse. Si la torsion humérale, ce caractère commun à tous les Reptiles vivants, à tous les Oiseaux (1) et à tous les Mammifères terrestres (mais non point à tous les Reptiles *fossiles* et à tous les Mammifères *marins* de la faune présente, ainsi qu'on l'a affirmé inexactement), si, dirons-nous, la torsion humérale propre à l'Homme et à la plupart des autres Vertébrés supérieurs témoigne que toutes ces espèces sont généalogiquement dérivées d'espèces souches ayant subi l'action transformatrice spéciale au milieu bourbeux, il y a lieu de s'étonner, ce semble, qu'il n'y ait pas eu certaines autres lignées zoologiques procédant d'une autre origine, et cette considération vient encore mettre en suspicion notre étiologie de la torsion de l'humérus.

A cela, je réponds :

Le membre antérieur, quand il sert à la marche, doit être coudé,

(1) Des recherches ultérieures m'ont appris que les Oiseaux ont l'humérus tordu *d'avant en dehors*, à l'instar de certains Cétacés. Ce caractère semblerait indiquer, si l'on se place au point de vue de l'hypothèse transformiste, bien entendu, que l'Oiseau est directement issu d'un type énaliosaurien, c'est-à-dire qu'il est sorti du milieu aquatique pour entrer dans la vie aérienne, sans passer par l'existence terrestre proprement dite. En un mot, l'*aile* procéderait immédiatement de la *nageoire* énaliosaurienne ; elle ne dériverait point du *bras marcheur*.

et non genouillé, pour être approprié convenablement à cette fonction. Or, dans sa forme primitive, rudimentaire, telle qu'elle se présente invariablement chez les Reptiles nageurs protomorphes, chez les Énaliosauriens par exemple, le bras a la même structure et les mêmes dispositions relatives que le membre pelvien, c'est une cuisse et une jambe de devant en tout semblables à celles de derrière, et se ployant dans le même sens au lieu de se ployer en sens opposé. Or, au point de vue de nos principes, nous ne pouvons nous rendre compte du passage de la cuisse et de la jambe thoraciques à l'état de vrai bras, autrement que par un renversement antéro-interne du membre, opéré graduellement à la suite d'une succession de milieux de locomotion. Ces changements morphogéniques de milieu, nous croyons les constater d'abord dans une conversion des mers en marais bourbeux condamnant le Reptile nageur à accommoder ses organes natatoires, de vrais avirons, à un usage nouveau et incompatible avec une telle structure, à un travail de *chasse-boue*, qui consiste à exécuter des mouvements latéraux de va-et-vient, en avant du corps, la face palmaire de la main opposée à la résistance, c'est-à-dire tournée en dehors.

Une torsion de l'humérus sur son axe, torsion variant de 90 à 180 degrés, remplit cette indication fonctionnelle.

Cependant, ainsi que M. Ch. Martins l'avait expliqué avant moi, la torsion humérale, quand elle atteint la demi-circonférence, a pour effet de placer le membre dans un état de supination fixe, et le pied antérieur de l'animal se trouve tourné la pointe en arrière, ce qui, pour la marche, est une disposition éminemment défavorable. Nous concevons alors que l'animal barboteur à humérus tordu, se trouvant contraint par la dessiccation des marais à une nouvelle accommodation locomotrice, une accommodation commandée par la nécessité de se mouvoir sur un sol ferme et découvert, ait fait les plus grands efforts pour ramener son pied d'arrière en avant par un mouvement de pronation tendant à faire révolutionner la base du radius et le carpe autour de l'extrémité inférieure du cubitus, ce qui aurait engendré l'arrangement plus ou moins bizarre, toujours irrégulier, que ces deux os affectent entre eux dans l'état de pronation libre, chez l'Homme et les Singes, et d'une manière fixe chez la plupart des autres espèces.

Maintenant, peut-on m'objecter, puisque, ainsi que le fait s'est réalisé pour les Émysaures, puisque l'organisme nageur peut se transformer directement en organisme marcheur, comment, ni parmi les Oiseaux, ni parmi les Mammifères, ne rencontrons-nous aucune série d'espèces dont la structure de leurs membres décèlerait ce mode d'origine, c'est-à-dire dont l'humérus ne serait pas tordu ?

Et secondement, en admettant que toutes les espèces aient, par une cause quelconque, subi la torsion humérale mettant leur avant-bras en supination permanente, et que cette disposition vicieuse entraîne forcément la disparition du type ou sa transformation, quelle raison y aurait-il pour que le retournement de l'avant-bras d'arrière en avant se soit effectué suivant un procédé unique ?

Voici ma réponse sur chacun de ces deux points :

Premièrement, la structure géniculée du bras est tellement impropre à la locomotion terrestre, que les Tortues seules, grâce à leur carapace protectrice, avaient quelque chance de surmonter un tel désavantage, et de soutenir jusqu'à ce jour, comme elles l'ont fait et non sans succès, le combat de la concurrence vitale.

Secondement, si le redressement du pied antérieur par le procédé de rotation radiale est un fait commun, c'est qu'un tel mode remplit le but proposé beaucoup mieux que tout autre, et que celles des espèces qui, pour corriger, ou mieux pour compléter les effets de la torsion humérale, prirent une autre voie, se trouvèrent mal équipées pour disputer la vie aux espèces rivales.

Cependant, il sérait en effet assez surprenant que quelque

espèce, soit parmi celles qui vivent encore, soit parmi celles dont les couches paléontologiques nous ont rendu les dépouilles, ne nous offrit pas une exception si probable à la règle commune.

J'ai eu la satisfaction de rencontrer un exemple de cette exception présumable. Il est des plus curieux ; il s'agit de l'*Échidné*, un animal fort singulier à beaucoup d'égards, dont nous devons une monographie à M. Alix.

Ici, l'effort musculaire tendant au redressement des extrémités du membre antérieur, au lieu d'agir par voie de pronation, semble s'être appliqué à incurver l'humérus en avant ; et, détail remarquable à ajouter, il est arrivé que la diaphyse de ce rayon, ayant été ployée à un certain degré, et refusant de céder davantage, tandis que l'effort de traction continuait à solliciter le bras en avant, c'est alors l'épiphyse articulaire de la base de l'os qui aurait été rompue et déchirée en deux lambeaux suivant la ligne de séparation marquée entre la trochlée et le condyle. Ce dernier point articulaire a été entraîné et a suivi les os de l'avant-bras, qui n'ont plus trouvé devant eux que cette surface antagoniste pour s'articuler au bras. L'éminence trochléale reste en arrière et à nu, isolée et séparée de l'autre moitié de l'épiphyse par une fente large et béante dans laquelle pénètre un olécrane extraordinairement développé.

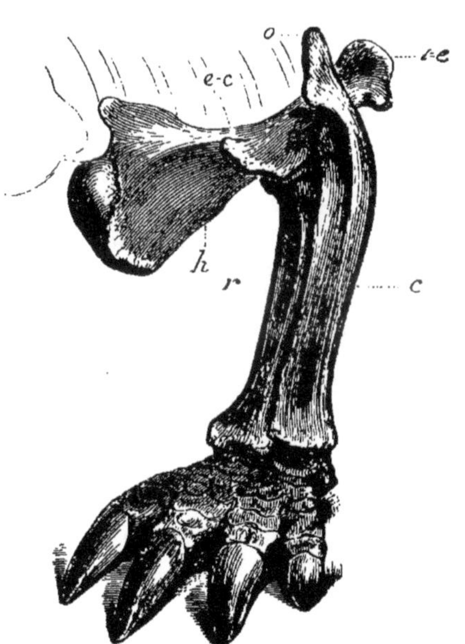

Fig. 25. — *Échidné* : son bras osseux du côté gauche vu par devant; *h*, humérus; *e-c*, éminence condylienne; *e-t*, éminence trochléale ; *r*, radius ; *c* cubitus.

L'inflexion et le déchirement de l'os humérus ayant produit chez l'Échidné ce que la nature obtient chez la généralité des autres espèces par voie de rotation radio-carpienne, cette dernière opération devenait sans objet et n'aurait pu que détruire l'effet de la première; aussi n'a-t-elle pas eu lieu : les deux os de l'avant-bras de l'Échidné vu par devant (*fig.* 25) se montrent juxtaposés parallèlement, sur le même plan et d'aplomb, et nous présentant tous deux la même *face*, tels que les deux os de l'avant-bras humain en supination, ou encore tels que les deux os de la jambe (1).

C'est à notre collègue M. Ch. Martins que revient l'honneur d'avoir, le premier, expliqué l'opposition symétrique des deux membres locomoteurs, le thoracique et le pelvien, par le double effet d'une torsion humérale et d'une demi-révolution du radius et du carpe sur l'extrémité inférieure du cubitus (2). Mais l'auteur de cette découverte en a méconnu certaines conséquences, et ce sont ces conséquences qui précisément donnent au principe toute sa valeur. L'éminent professeur de Montpellier, trompé par une fausse interprétation de la loi de l'unité de plan organique, interprétation qui a prévalu jusqu'à ce jour dans la science, a jugé *à priori* que, l'humérus étant visiblement tordu chez la plupart des espèces, il

(1) Dans l'état de pronation, mobile ou fixe, tel par exemple qu'on l'observe chez l'Homme, chez le Lion, chez le Chien, le Cochon, le Mouton (Voir *fig.* 11, 16, 28, 29, 30, 31), les deux os de l'avant-bras ont leurs faces tournées en sens opposé : la face *dorsale* du radius est par devant, celle du cubitus est par derrière. Chez l'Échidné, au contraire, le radius et le cubitus nous montrent tous deux leur face *dorsale* par devant, et leur face *ventrale* par derrière. Cette différence constitue une indication décisive.

(2) J'avais trouvé aussi cette solution du problème de l'homotypie des deux paires de membres, et, dans une précédente lecture (voir ci-dessus p. 59), j'en avais parlé comme m'étant propre. C'est qu'en effet la priorité de M. Martins ou de tout autre à cet égard m'était complétement inconnue. Les droits de mon savant collègue m'ont été révélés — et je m'empresse aussitôt de les reconnaître et de les proclamer — par un long extrait d'une publication déjà ancienne de dix ans, dont il fait suivre sa communication sur la torsion de l'humérus, dans les *Bulletins de la Société* (année 1868, p. 321), mais dont il n'avait pas fait mention dans son exposé oral, le seul dont nous eussions connaissance quand nous avons lu à notre tour notre première étude sur ce même sujet à la Société d'Anthropologie.

devait nécessairement être tordu chez toutes, et là même où une telle torsion ne s'accuserait par aucun signe apparent. Il a écrit :

« La torsion n'est pas une disposition particulière à l'humérus « humain; elle est générale dans les premières divisions des animaux « vertébrés, Mammifères, Oiseaux, Reptiles, vivants ou fossiles; elle « est de 180 degrés dans l'Homme et les Mammifères terrestres ou « aquatiques. » (*Bulletins de la Société d'Anthropologie*, année 1868, p. 322.)

Cette déclaration de M. Ch. Martins, si elle était exacte, serait une réfutation péremptoire de sa thèse sur la correspondance des membres. Mais il n'en est pas ainsi : les assertions que nous venons de reproduire contiennent des erreurs de raisonnement et des erreurs de fait, dans lesquelles cet observateur, pourtant si sagace, est allé se jeter faute d'avoir pris pour fanal l'idée transformiste. Non, tous les Mammifères et tous les Reptiles, terrestres ou aquatiques, vivants ou fossiles, n'ont point l'humérus tordu; non, c'est d'abord l'observation directe qui nous l'apprend, et en second lieu c'est la théorie de la torsion humérale proposée par M. Martins qui nous démontre qu'en vertu de la logique naturelle les choses n'auraient pu se passer ainsi.

« L'humérus, nous dit ce savant, est un fémur tordu ; détordez-le, rendez en même temps aux deux os de l'avant-bras le parallélisme régulier des deux os de la jambe, et notre membre supérieur devient en tout semblable à notre membre inférieur : il n'en est plus qu'une répétition fidèle. » Cela posé, comment l'habile naturaliste a-t-il pu ne pas s'apercevoir que chez certains Reptiles où le membre thoracique présente exactement la conformation et la disposition du membre abdominal, où le premier, au lieu de se ployer en sens contraire du second, se ploye dans le même sens; comment, dis-je, M. Martins n'a-t-il pas saisi que l'humérus de ces espèces ne saurait être tordu sans que sa théorie de l'homotypie des membres en fût ruinée par la base, puisque cette théorie consiste à expliquer par la torsion de l'humérus l'opposition mutuelle du coude et du genou?

Notre savant collègue sait en effet beaucoup mieux que moi que chez l'Ichthyosaure et le Plésiosaure les deux paires d'organes locomoteurs sont absolument isotypes et isotropes, c'est-à-dire qu'elles sont aussi semblables que si elles eussent été coulées dans un même moule, et que leur position sur les côtés du corps est analogue au lieu d'être inverse. Chez ces deux Énaliosauriens, chez le premier surtout, il n'y a rien, soit dans la structure, soit dans la direction de l'humérus, qui différencie cet os du fémur; et ces deux os, d'une similitude si grande à tous égards, sont d'ailleurs d'une régularité presque cristallographique, et entièrement exempts, l'un non moins que l'autre, de tout ce qui pourrait ressembler, de près ou de loin, à une torsion. (Voir *fig.* 1 et 2, p. 48.)

A une nuance près, il en est de même de la Tortue Marine ; chez ce chélonien d'ordre inférieur, il y a également isotropie entre la paire de devant et la paire de derrière, et l'on peut en même temps se convaincre, par une simple inspection des parties, que le corps de l'humérus, dans ce cas, est plat et droit fil. Au contraire, dès que nous passons à un type plus élevé de la série chélonienne, que trouvons-nous? — Nous y rencontrons, d'une part, un commencement d'hétérotropie très-marquée, consistant dans le renversement de la main, dont le pouce est alors tourné en arrière et fait face à son homotype du pied; d'autre part, nous y découvrons le caractère concomitant et corrélatif indiqué d'avance par la théorie, c'est-à-dire une torsion humérale commençante, déjà très-accentuée, et marquant 90 degrés environ. (Voir *fig.* 3 et 4, p. 50.)

Je passe aux Mammifères marins. Les Cétacés Souffleurs, c'est-à-dire ceux des Cétacés dont l'organisation — notons bien ce point en passant — est sans contredit la plus élémentaire, ont une conformation brachiale qui offre la plus étroite analogie avec celle des Énaliosauriens, avec celle du Plésiosaure surtout; de telle sorte que, si nos Baleines, nos Dauphins, nos Marsouins, eussent conservé leur membre abdominal, ce membre et celui du thorax seraient isotypes et isotropes. Cela revient à dire que le membre thoracique de ces animaux, le seul qu'ils possèdent actuellement, est le similaire de leur membre abdominal virtuel, et que par conséquent il ne saurait présenter le stigmate de la torsion humérale, si le principe de M. Ch. Martins est une vérité.

Et maintenant, que dit à cet égard l'observation directe? Chez les espèces de Cétacés Souffleurs du type le plus simple, le moins modifié, chez les Rorquals et les Cachalots par exemple, nous trouvons l'humérus uni, sans torsion aucune; chez d'autres espèces, nous constatons à la vérité une torsion, mais cette torsion, d'ailleurs assez faible, est d'un caractère tout spécial, et ne saurait, tant s'en faut, justifier la règle absolue appliquée par notre éminent collègue à l'humérus de tous les Mammifères marins sans exception. La torsion dont il s'agit ici a en effet ceci de singulier d'être dirigée en sens contraire de celle qui s'observe dans l'universalité des autres animaux où une torsion humérale existe; c'est une torsion *antéro-externe*, n'excédant guère 45 degrés, au lieu d'être *antéro-interne* et d'atteindre 180 degrés (*fig.* 9), comme dans la généralité des espèces terrestres (1).

N'existe-t-il pas cependant, allez-vous peut-être m'objecter, certaines espèces marines où l'humérus se montrerait tordu à la manière de celles de terre, tordu dans le même sens et de la même quantité? Oui, répondrai-je, cela est; tous les Cétacés Herbivores et tous les Amphibies sont dans ce cas; et cette différence de conformations brachiales établit entre ces deux catégories correspondantes des Mammifères de la mer un contraste saisissant que la zoologie anatomique pourra s'étonner à bon droit de n'avoir pas aperçu jusqu'à ce jour (2). Ce contraste de structure, qui sépare si

(1) Voir une note ci-dessus, p. 98.

(2) Cette assertion, dans laquelle on m'a signalé une inexactitude, sera rectifiée ci-après dans une note.

profondément deux types aquatiques d'autre part si étroitement unis par la similitude des formes extérieures, n'est qu'une incompréhensible bizarrerie pour les partisans de la création des espèces, dont un tel fait confond la doctrine; le principe du transformisme y trouve au contraire un éclatant témoignage en sa faveur : pour lui, c'est un problème naturel, et seul il peut l'aborder et le résoudre.

Nous avons déjà touché à ce point intéressant; pour en dire cette fois toute notre pensée d'une manière nette et précise, nous devons commencer par redresser certaines opinions inexactes qui ont cours dans la science, et par nous rectifier aussi nous-même au sujet de certaines règles posées dans notre première lecture.

J'avais proposé de diviser l'ensemble des formes que présente le membre thoracique chez les différentes espèces en deux grandes classes, celle des bras *géniculés*, et celle des bras *cubités*. Cette division manque d'exactitude, elle est incomplète, et son défaut tient à une erreur enseignée par les maîtres de la science, et que j'avais épousée sans vérification.

Contrairement à ce qu'on professe, l'humérus n'est pas le seul os tordu du squelette, et il n'est pas exact surtout que cet os se distingue du fémur en ce que ce dernier serait exempt de torsion. L'os de la cuisse a aussi sa torsion, une torsion, à la vérité moindre que celle de l'humérus, mais néanmoins très-réelle et parfaitement visible sur les pièces bien préparées. (Voir le magnifique squelette humain dit de *la Grande Anglaise*, qui se trouve exposé dans une des galeries anthropologiques du Muséum.)

Et cette torsion fémorale est à son tour une énigme morphologique digne de stimuler notre sagacité : de même que la torsion humérale, elle a son origine et son processus, elle a son étiologie, elle a son histoire, qu'il ne saurait être indifférent de connaître ou d'ignorer. Or, Messieurs, cette histoire des vicissitudes de la forme empreintes sur le fémur vient éclairer et compléter la morphogénie des os du bras, et justifier aussi, ce me semble, ce que j'ai cru pouvoir vous en dire.

La forme des membres locomoteurs la plus simple, la moins altérée, la plus primitive enfin, qui s'observe dans les trois divisions supérieures de la classe des Vertébrés, c'est-à-dire venant à la suite et au-dessus des Poissons, c'est sans aucun doute celle que nous rencontrons chez l'Ichthyosaure, et, après lui, chez le Plésiosaure. Nous avons déjà signalé quelques-uns des grands caractères propres à ces formes prototypes du bras et du membre abdominal ; il nous reste à compléter et à préciser ces indications.

Chez les Énaliosauriens, les deux paires de membres ont même forme et même direction, avons-nous dit; maintenant, disons quelle est cette direction et cette forme. Les membres ont leur face dorsale tournée directement en dehors, et leurs angles de flexion huméro-cubitale ou fémoro-tibiale (comme nous dirions en anatomie humaine), sont tous dans des plans perpendiculaires au grand axe du rachis. Cette même disposition se retrouve encore dans le membre unique de la Baleine et des autres Cétacés ordinaires; elle est étrangère à tous les autres Vertébrés.

Un fait anatomique commun à ces derniers, c'est-à-dire à l'universalité des Vertébrés terrestres pourvus de membres, c'est que l'humérus n'est pas seulement tordu, mais que son axe est coudé à l'extrémité supérieure, et que ce rayon s'articule à l'épaule au moyen d'un pivot renflé en forme de tête et présentant une direction déviée qui fait angle avec celle du corps de l'os. Le fémur, de son côté, offre la même particularité à un degré plus marqué encore. Or, rien de semblable dans l'humérus et le fémur des Énaliosauriens. Ce sont deux os courts, ordinairement aplatis et évasés, et toujours d'une forme très-simple. Vus de face, ils figurent un coin à fendre le bois, ou mieux encore un de ces cailloux taillés et polis qui nous sont si connus sous le nom de haches celtiques. Leur ligne de profil est entièrement droite; à leur extrémité supérieure, pas plus du reste qu'à leur extrémité inférieure, ils n'offrent ni coude, ni col, ni tête; ils s'articulent immédiatement et tout droit au thorax ou au bassin, par leur petit bout. (Voir *fig.* 1 et 2, p. 48.)

Les deux os de l'avant-bras et ceux de la jambe sont également plats et juxtaposés parallèlement et par la tranche dans un même plan de largeur qui n'est que la continuation de celui du bras ou de la cuisse, et qui se continue à son tour dans celui de la main ou du pied, de telle sorte que le membre tout entier, depuis son articulation basilaire jusqu'à son extrémité inférieure, ne nous offre extérieurement qu'une surface plane, et présente l'aspect d'une lame. L'articulation du bras avec l'avant-bras, de la cuisse avec la jambe, n'est pas un ginglyme, c'est une articulation *serrée* semblable à celle des os du carpe ou du tarse chez l'homme; telle est aussi la double articulation du poignet et du métacarpe, du tarse et du métatarse. Et enfin les articulations phalangiennes ne sont pas non plus des ginglymes, ce sont des amphiarthroses, en tout semblables à celles qui relient entre eux les corps de nos vertèbres.

Telle est, dans ses principaux traits caractéristiques, la structure originelle, primordiale, des deux paires de leviers articulés qui nous

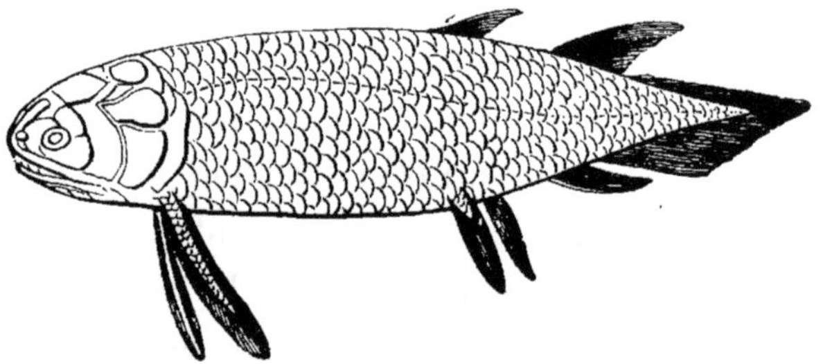

FIG. 26. — *Holoptychius* (d'après Huxley). Le début de la transformation des nageoires du Poisson en pattes d'Énaliosaurien ou de Cétacé, se voit nettement chez ce sujet fossile.

servent d'organes de déplacement; cette structure élémentaire, dont le type le plus pur que nous connaissions nous est offert par l'Ichthyosaure et le Plésiosaure (qui ont pour leurs plus proches héritiers à cet égard le Cachalot et le Rorqual, dans la faune vivante), cette structure prototype est exclusivement appropriée à la locomotion aquatique. Elle paraît être issue d'une transformation des nageoires du poisson, consistant dans la segmentation de leurs baguettes osseuses en osselets, lesquels, d'abord tous similaires et linéairement groupés comme ils le sont encore chez l'Ichthyosaure, se seraient graduellement différenciés, spécialisés et coordonnés dans le cours de la série zoologique. Une telle transformation semble n'avoir eu rien de heurté, rien de forcé ; tout semble indiquer qu'elle s'est effectuée par une sorte de développement normal, par *évolution*, plutôt que par *révolution*.

Ce type nageur fondamental est devenu à son tour le point de départ et la base de la formation du type marcheur ; mais celui-ci ne paraît pas avoir été le fruit d'une modification facile et directe, d'une modification *naturelle*, j'oserai dire ; il est sorti, suivant toutes les apparences, d'une altération soudaine et forcée, d'une déviation plus ou moins brusque imprimée à l'organisation primitive.

Du moment où l'humérus et le fémur n'ont plus pour unique fonction la nage, dès l'instant où ils doivent servir à la sustentation et à la progression terrestre, ils subissent un double changement : leurs pivots se coudent, et, en second lieu, leurs faces dorsales, originellement latérales, se tournent en avant, non pas toutefois par l'effet d'une rotation de la tête de l'os dans sa boîte articulaire, mais par une torsion du corps de l'os sur son axe lui faisant décrire un quart de circonférence à sa base. Par suite de ce déplacement angulaire, le dos du bras (face tricipitale) et le dos de la cuisse, d'abord en dehors, se trouvent maintenant dirigés antérieurement ; et, au lieu de se ployer *latéralement* dans des plans perpendiculaires au plan de symétrie, le membre thoracique et le membre pelvien se ploient *longitudinalement*, et tous deux dans le même sens, l'angle saillant de la flexion étant dirigé en avant.

Ajoutons que la deuxième articulation des membres, dont le jeu n'était guère que virtuel, acquiert une mobilité beaucoup plus grande ; il faut en dire autant de l'articulation suivante, ainsi que des articulations phalangiennes, dont les pièces osseuses cessent d'être en continuité fibro-cartilagineuse, telles que des vertèbres, et deviennent aptes à des mouvements étendus et précis.

Telle est la première étape, tel est le premier résultat de la transformation du membre aquatique en voie d'accommodation aux fonctions terrestres : cette période morphogénique peut se caractériser par l'apparition de l'articulation *géniculée*. Ainsi modifié, l'appareil locomoteur se montre avec une double paire de genoux ; il a des genoux au train postérieur, il a aussi des genoux au train antérieur ; c'est-à-dire que l'articulation huméro-cubitale fait saillie en avant, tout comme l'articulation fémoro-tibiale. (Voir *fig.* 6.)

C'est parmi les Tortues que nous trouvons les seuls représentants connus de ce mode d'organisation.

Au degré suivant de cette progression métamorphique — duquel nous nous sommes déjà si longuement occupés — le membre thoracique exécute une nouvelle évolution angulaire qui, de l'état de cuisse et de jambe, le fait passer à l'état de bras et d'avant-bras ; qui, à son *genou*, substitue un *coude*.

Dans la série des Vertébrés, l'appareil locomoteur à segments passe par trois degrés de formation ; il présente trois grands types successifs, et non pas seulement deux, ainsi que je l'avais avancé d'une manière trop peu rigoureuse. Voici, en résumé, à l'aide de quels caractères principaux on peut les distinguer respectivement :

1er *Degré*. Isotropie, avec direction et flexion (virtuelle) latérales des deux paires de membres ; l'humérus et le fémur sans torsion aucune, ou tout au moins sans torsion antéro-interne ;

2e *Degré*. Isotropie, avec direction et flexion longitudinales des deux membres dans le sens de la progression ; l'humérus et le fémur tordus tous deux d'avant en dedans de 90 degrés à leur base environ ;

3e *Degré.* Il se distingue du précédent par le caractère d'hétérotropie, c'est-à-dire en ce que le membre thoracique est inverti, se ploie en sens inverse du membre pelvien, et a un coude au lieu d'un genou.

Il y a quelque utilité, ce me semble, à établir une division accessoire des animaux sur la triple distinction qui vient d'être indiquée; à cet effet, je proposerais d'affecter aux espèces se rattachant au premier de ces trois degrés morphogéniques la désignation de *protomorphes :* l'Ichthyosaure, la Baleine, seraient ainsi des types protomorphes. J'appellerais *mésomorphes* les espèces appartenant au deuxième degré : les Tortues rentreraient presque toutes dans ce groupe. Enfin les espèces du troisième degré seraient dites *néomorphes*, cette dernière catégorie englobant tous les Vertébrés marcheurs et rampants de la faune vivante, les Chéloniens exceptés.

Ces trois formes peuvent être exprimées schématiquement par les trois figures ci-après (les flèches marquent le sens de la progression) :

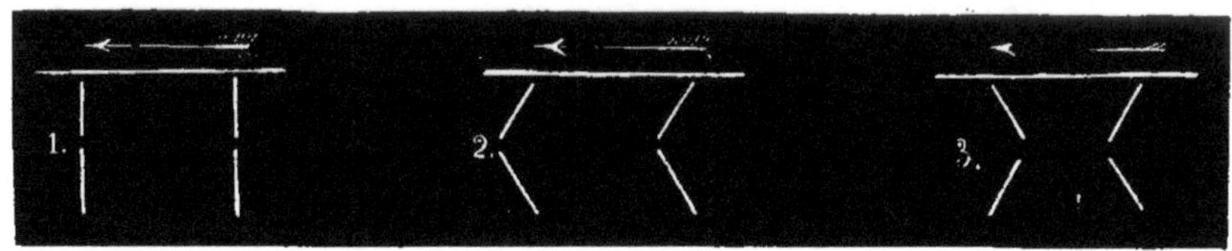

Revenons maintenant à notre parallèle des Cétacés Souffleurs et des Cétacés Herbivores. La norme que nous venons de nous créer nous permettra de mesurer l'immense intervalle qui sépare ces deux types d'organisation, et quant à leur structure, et quant à leurs origines.

On a dit, je ne sais sur quel fondement: Grattez le Russe, et vous trouverez le Tartare. Je dirai à mon tour, et avec beaucoup plus de certitude : Grattez les Cétacés Herbivores, dépouillez-les de leur enveloppe pisciforme, et sous cette dépouille, qui leur donne toute l'apparence des vrais indigènes de la mer, vous trouverez une charpente osseuse qui, malgré ses graves avaries, malgré la perte de tout un membre, est manifestement d'une architecture essentiellement terrestre, dans laquelle certains changements faits après coup pour l'appropriation aquatique se trahissent par le plus choquant désaccord avec le plan fondamental.

Le membre du Dugong (*fig.* 27), le plus altéré des Cétacés Herbivores, est du type néomorphe le mieux caractérisé et le plus avancé. Commençons par son omoplate : c'est un os irrégulier, tourmenté, traversé dans toute sa longueur par une arête saillante, et ne s'écartant pas, en un mot, de la forme générale que le même os affecte chez les Mammifères marcheurs. On sait que l'omoplate de la Baleine et de ses congénères est tout différent : c'est un secteur de disque complétement plat, uni, régulier, et entièrement dépourvu d'épine. (Voir *fig.* 9.) Passons à l'humérus : chez le Dugong, c'est un os long, il présente une torsion antéro-interne de 180 degrés, mise vivement en relief par une arête spirale; il a une tête nettement détachée du corps de l'os par un col très-déprimé ; son extrémité inférieure est pourvue d'une surface articulaire développée, ayant son condyle et sa trochlée. Ces deux éminences se logent sur la tête d'un vrai radius et dans l'échancrure sigmoïde d'un vrai cubitus, lequel est surmonté d'une large apophyse olécrane. Les deux extrémités opposées du bras et de l'avant-bras jouent librement dans cette articulation : elle a son angle saillant en arrière, ou, autrement dit, elle est cubitée. Les articulations suivantes, y compris celles des phalanges, ne diffèrent pas davantage d'avec les articulations correspondantes de nos types terrestres onguiculés ; elles n'ont rien de commun avec celles des vrais Cétacés.

Voilà pour les différences qui distinguent ces deux organisations. Voici maintenant leurs ressemblances ; elles ne sont pas moins concluantes.

Une des conditions du membre exclusivement nageur, nous l'avons vu, c'est d'avoir sa face dorsale tournée en dehors. La Baleine, le Cachalot, le Marsouin, de même que l'Ichthyosaure et le Plésiosaure, se trouvent naturellement dans cette condition: leur nageoire, toute d'une venue, a le dos tourné latéralement d'un bout à l'autre ; chez ces animaux, une telle disposition est *primitive*. Chez le Dugong, le Lamantin, ainsi que chez le Morse, le Phoque, l'Otarie, la même disposition existe aussi, mais à moitié seulement, et elle est évidemment *consécutive :* le bras est tourné en arrière ; l'avant-bras seul est tourné de côté.

Et comment l'avant-bras est-il arrivé à prendre cette position? Chez les Cétacés Herbivores, le radius et le cubitus sont soudés ensemble par leurs extrémités; tout indique qu'ils furent antérieurement en pronation fixe; ils ont été ramenés à leur direction actuelle, intermédiaire entre la pronation et la supination, par un effort de torsion antéro-externe, portant principalement sur le radius, dont les lignes en ont conservé la trace visible. (Voir fig. 27.)

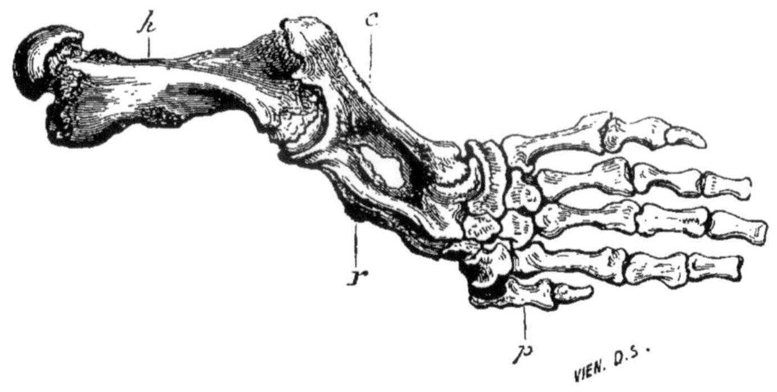

FIG. 27. — Bras osseux gauche du *Lamantin du Sénégal :* *h*, humérus ; *r*, radius ; *c*, cubitus ; *p*, pouce.

Nota.— Trois doigts sont dépourvus de leur phalangette, dans cette figure ; cela est dû a ce que ces parties avaient été supprimées dans la pièce (empruntée à la galerie du Muséum) qui nous a servi de modèle.

N'omettons pas de faire remarquer que le contraste de conformation que nous signalons entre les deux familles de l'ordre des Cétacés n'est pas restreint aux organes du mouvement; il éclate dans tout le squelette. Qu'est-ce que la tête osseuse d'une Baleine? un grossier assemblage de lames et de plaques quasi similaires juxtaposées. Les mâchoires, ce sont des côtes un peu plus grandes que celles qui s'articulent au rachis, mais sans altération sensible dans la forme. Tout autre est la tête du Dugong, le plus dégradé, le plus pisciforme, le plus *cétacé* des Cétacés Herbivores : c'est la tête d'un Mammifère terrestre (1).

Bien que mammifères l'un et l'autre, bien que tous deux et marins et pisciformes, la Baleine et le Dugong se trouvent ainsi être séparés par un intervalle énorme dans la série naturelle des êtres, c'est-à-dire dans l'ordre de succession morphogénique; et les réunir en un même ordre est aussi peu légitime, est aussi faux, est encore plus faux, qu'il le serait de former un ordre ou une famille par la réunion des Loutres aux Castors.

Cela est très-visible dans leur structure. les Cétacés Ordinaires sont les descendants directs et immédiats des paléontologiques Énaliosauriens; les autres Cétacés, ceci est également écrit sur leurs os d'une manière très-distincte, ont derrière eux une longue lignée d'espèces terrestres, reptiles et mammifères.

Ces observations nous amènent à faire ici une courte digression sur un sujet qui préoccupe et agite singulièrement les naturalistes, celui des classifications naturelles, dont ils s'efforcent en vain de découvrir le principe.

(1) On me fait remarquer que le Lamantin et le Dugong ont été détachés de l'ordre des Cétacés, depuis un certain nombre d'années, pour former un nouvel ordre sous le nom de *Sirénides*, — ce que j'ignorais complétement, je l'avoue, étant en dehors du mouvement des études zoologiques depuis plus de vingt ans.

On me rappelle aussi que Blainville voyait dans ces Mammifères de mer des *Proboscidiens aquatiques*. Un tel rapprochement était sans doute purement *analogique* dans l'esprit de ce naturaliste; s'il en faisait une affinité *homologique*, il se trompait, car l'ostéologie critique du *bras proboscidien* et du *bras sirénidien*, comparés entre eux, éloigne une semblable conclusion.

Que faut-il donc entendre par une classification *naturelle?* Nos maîtres nous répondent que c'est une classification qui prend pour base l'affinité véritable, l'affinité *naturelle*, en un mot.

Mais cette réponse serait une tautologie si l'affinité naturelle n'était définie préalablement ; quel est donc le sens de cette expression? — L'affinité naturelle est celle qui repose sur l'*homologie ;* tandis que l'*analogie* crée seulement entre les êtres une similitude d'emprunt, une similitude en quelque sorte factice. — Fort bien ; je reconnais que cette distinction entre les *rapports homologiques* et les *rapports analogiques* a une valeur scientifique sérieuse, et atteste de la sagacité chez ceux qui l'ont aperçue, ainsi qu'une connaissance approfondie des formes organiques diverses ; mais cette distinction n'est encore qu'à l'état de sentiment vague, et non à l'état de notion claire et précise, c'est-à-dire de véritable notion scientifique, puisque les esprits ne peuvent la saisir d'une manière assez nette pour la définir rigoureusement dans sa généralité. En effet, une telle définition a échappé jusqu'à présent à la subtilité de nos naturalistes philosophes les plus habiles, et leurs tentatives pour atteindre ce but décrivent un cercle vicieux qui nous ramène justement au point de départ de notre question première. Consultez M. Agassiz, consultez M. Richard Owen, qui tiennent incontestablement et on ne peut plus dignement le haut bout dans la philosophie de la nature vivante, et après vous avoir répondu une première fois que l'affinité naturelle est l'affinité qui correspond à l'homologie, ils vous apprendront un peu plus loin que le caractère essentiel de l'homologie, le caractère qui la distingue de l'analogie, c'est que, seule, elle dérive de l'affinité naturelle !

Certes, si la logique de ces éminents naturalistes subit un tel échec sur ce point tout élémentaire, ce n'est pas que leurs intelligences ne soient au niveau des plus hautes questions ; ce n'est pas non plus que la difficulté devant laquelle ils échouent soit en elle-même insurmontable. Loin de là : la difficulté, au fond, n'en est pas une, et les deux savants dont il s'agit ne sont, ni plus ni moins, que des esprits supérieurs. Mais, en ce sujet comme en beaucoup d'autres, le préjugé de la création miraculeuse des espèces a rendu obscur ce qui était l'évidence même, a fait surgir des obstacles énormes sur une voie libre et unie, et a frappé d'impuissance des facultés douées d'une exceptionnelle vigueur. On aura beau faire, on aura beau regimber : pour que l'affinité d'homologie, l'affinité naturelle, constitue une distinction légitime, intelligible et susceptible d'une définition sensée, la concevoir comme une relation généalogique exprimée par une relation morphologique adéquate, est indispensable.

Cependant si,à défaut d'une juste définition de l'Homologie, nous possédions celle de l'Analogie, nous pourrions arriver par voie d'exclusion à déterminer les signes distinctifs de la première. Demandons-le donc à nos maîtres : Qu'est-ce que la similitude analogique? R. Owen essaye de la caractériser ainsi : « *Analogie.* « Partie ou organe qui, dans un animal, possède la même fonction « qu'une autre partie ou un autre organe dans un animal diffé- « rent. » (*Principes d'Ostéologie comparée*, édit. franç., p. 28.)

Voici la définition de M. Agassiz : « L'analogie », dit-il, « est la « ressemblance produite par la combinaison de traits qui carac- « térisent un groupe naturel avec ceux qui en caractérisent un « autre. » (*De l'Espèce*, éd. franç., p. 283.)

Sans nous arrêter à la forme étrangement incorrecte de la première de ces définitions, et nous occupant uniquement du fond des idées, contentons-nous de faire remarquer que le naturaliste anglais préjuge le point fondamental du problème qu'il prétend résoudre. Des *fonctions identiques* affectées à des parties ou *organes autres*, voilà ce qui constitue, suivant lui, le fait d'analogie, tandis que l'homologie résulte de l'identité des parties, alors même que les fonctions seraient différentes. Mais qu'est-ce donc qu'un *même* organe, qu'une *même* partie, alors qu'à la différence de fonction se joint, comme il arrive si souvent, une différence profonde dans la forme? Et quand, d'un côté, cette différence de fonction et de forme n'exclut pas l'*identité* des parties, comment, d'un autre côté, des organes semblables et par la fonction et par la forme peuvent-ils être *autres?* Quel imbroglio! On ne pourra s'en tirer, je le répète, qu'à l'aide du fil conducteur que nous fournit le principe de la succession généalogique des espèces.

M. Owen se trompe d'ailleurs en caractérisant les rapports analogiques par l'identité des fonctions, d'une manière exclusive; l'analogie se traduit souvent par des traits qui n'ont aucun caractère fonctionnel. Ainsi le pelage bariolé du Tigre et du Zèbre, le poil laineux du Caniche, qui a fait donner pour synonyme à cette variété du Chien le nom du Mouton, établissent respectivement entre ces espèces un lien analogique que M. Owen ne saurait réussir à faire rentrer dans sa formule.

La définition du naturaliste américain n'est guère plus satisfaisante. Comme la précédente, elle tient pour décidé ce qui est en contestation. Suivant lui, l'analogie est la ressemblance qui rapproche artificiellement en quelque sorte deux ou plusieurs groupes de types qui se trouvent éloignés les uns des autres par le manque d'affinité naturelle. Mais, encore une fois, qu'est-ce donc que cette affinité naturelle qui peut exister en l'absence de la ressemblance et en dépit de la dissemblance?

Je l'ai déjà constaté plus haut, l'éminent professeur ne peut répondre à cette question que par une pétition de principe; l'affinité naturelle est celle qui est basée sur l'homologie, et, d'après lui : « L'homologie est cette sorte de rapports qui naissent de l'identité « de structure entre animaux différents appartenant à des *divisions* « *naturelles* de même catégorie. » (Ouvrage cité, p. 283.)

Toujours ce qualificatif *naturel* sans cesse invoqué pour définir toutes choses, alors qu'il reste lui-même privé de toute définition, et que cette définition est le fond même du débat!

Nous essayerons à notre tour de préciser la valeur respective et réciproque des deux termes de la grande distinction dichotomique considérée aujourd'hui comme le grand criterium de la biotaxie. Nous dirons :

Le Règne, la Classe, l'Ordre, la Famille, le Genre, doivent, de même que l'Espèce, être regardés comme formés d'individus dérivant tous de parents communs et ayant conservé avec ceux-ci une conformité de type héréditaire modifiée à des degrés différents et de différentes sortes en raison de la diversité des liens de parenté.

Entre l'organisme du père et l'organisme du fils il y a une correspondance, une répétition, une identité de parties et de caractères, qui est évidente, qui persiste et se retrouve malgré les modifications et les altérations profondes que ces parties et ces caractères peuvent subir en se transmettant d'une génération à la suivante. Par exemple, que des parents bien conformés engendrent un pied-bot ou un monstre sirénien : les jambes difformes ou avortées du produit n'en seront pas moins véritablement, et d'une manière moins manifeste, des parties correspondantes aux jambes normales des reproducteurs, autant qu'elles en diffèrent du reste quant à la conformation.

Le corps de l'enfant peut être regardé en effet comme une image plus ou moins fidèle du corps des parents; or, quelque imparfaite, quelque altérée que soit cette image, la corrélation individuelle de ces différentes parties avec les différentes parties du modèle ne saurait faire l'objet d'un doute; elle constitue un rapport incontestablement naturel, *sui generis*, et évident. Eh bien, considérons maintenant cette même corrélation comme s'étendant au delà de l'Espèce et unissant entre elles toutes les catégories supérieures : nous aurons alors une définition différentielle de l'HOMOLOGIE reposant sur un étalon certain, sur la notion d'un fait réel, fixe et sans équivoque, sur un principe exempt d'arbitraire et d'ambiguïté.

Les différences morphologiques qui séparent progressivement, et de plus en plus, les Espèces, les Genres, les Familles, les Ordres, etc., devront être envisagées comme un simple accroissement, une pure exagération des différences qui se produisent entre le père et les enfants, entre les frères d'une même famille proprement dite, et qui s'accentuent déjà davantage d'une race ou d'une variété à une autre dans la même espèce. Or, tandis que ces caractères nouveau-venus portent la diversité morphologique dans l'unité de la parenté, ils créent en même temps une sorte d'unité morphologique au sein de la plus grande diversité généalogique. Tels sont les caractères d'ANALOGIE.

Ainsi, certains individus, chez l'Homme, naissent avec les doigts palmés. Cette palmature, si la conformation des ascendants est normale, est un caractère nouveau n'appartenant point à l'homologie qui les assimile à leur descendant; au contraire, un tel caractère les différencie de lui. Mais ce même caractère, en même temps qu'il sépare l'individu de ses proches naturels, lui constitue une sorte de parenté factice, une parenté de forme, une *affinité analogique*, avec des individus qui lui sont étrangers par le sang, et non pas seulement avec des hommes, mais avec des représentants d'autres espèces, et avec des espèces entières fournies par des ordres et des classes distincts : le Castor, la Loutre, le Canard, la Grenouille, etc.

C'est dans l'identité des causes modificatrices auxquelles ils doivent leurs caractères différentiels, que des individus, des races et des espèces réciproquement hétérogènes — c'est-à-dire d'origine généalogique différente — puisent l'uniformité analogique qui les réunit.

L'identité de degré hiérarchique dans l'évolution biologique ou série des êtres, ou bien dans l'évolution organique, ainsi que l'identité de spécialité fonctionnelle, constituent encore d'autres liens analogiques. Ce sont des liens de cette sorte qui rapprochent dans notre esprit, quelle que soit la catégorie naturelle, zoologique ou botanique, à laquelle ils appartiennent, tous les embryons, par exemple, ou tous les impubères, ou tous les adultes; ou bien, tous les mâles, toutes les femelles, tous les neutres, tous les hermaphrodites; ou, enfin, tous les types simples, rudimentaires ou imparfaits, et tous les types compliqués, élaborés, perfectionnés.

Ces catégories analogiques, pour n'être point des catégories naturelles (nous connaissons maintenant la valeur positive de cette distinction), n'en sont pas moins très-légitimes et très-utiles; mais le mal et le danger, c'est de les confondre avec celles-ci. Après les avoir distinguées les unes des autres d'une manière générale à l'aide d'une caractéristique différentielle véritablement rigoureuse, il nous reste à dire comment ce criterium devra être employé dans les cas particuliers de la pratique.

Toutes les fois que les traits de ressemblance homologique l'emportent de beaucoup sur les traits de ressemblance analogique, ceux-ci ne peuvent nous induire en erreur, et les premiers nous indiquent clairement à quelles espèces congénères se rattache l'espèce proposée. Ainsi, malgré les palmes de ses pattes, qui le rapprochent de certains oiseaux et de certains reptiles, un Rongeur aquatique tel que le Castor ressemble encore beaucoup plus à ses proches en parenté qu'à ses pareils de livrée; la confusion à cet égard n'est guère possible. Mais il est des cas où, tout au contraire, c'est la ressemblance d'analogie qui surpasse celle d'homologie, et alors grand est l'embarras du classificateur. Ce n'est plus d'instinct et par son seul coup d'œil qu'il peut discerner les marques de l'affinité généalogique dans un type envahi par les caractères parasites de l'analogie.

L'Académie française définissant ainsi l'Écrevisse dans son célèbre Dictionnaire : « Un petit *poisson* rouge qui marche à reculons », prête beaucoup à rire à sa sœur l'Académie des sciences;

et les savants ne peuvent se défendre non plus d'une certaine hilarité contemptueuse en entendant les gens du monde parler de la Chauve-souris comme d'un oiseau, et de la Baleine comme d'un poisson. Et pourtant le grand Linné lui-même, avec tous ses contemporains, est tombé dans de telles méprises, comme huit ou neuf éditions consécutives de son *Systema Naturæ* en font foi. De nos jours encore, tout compte fait entre les similitudes et les dissemblances morphologiques, les prétendus Cétacés Herbivores paraissent, au jugement des naturalistes eux-mêmes, ou de la plupart d'entre eux tout au moins, beaucoup plus voisins des Marsouins ou des Dauphins que des Kangourous, des Pangolins, des Cochons, des Chiens; et pourtant, nous l'avons fait entrevoir, un tel jugement est une grosse erreur.

De combien de méprises pareilles et bien plus graves encore notre Anthropologie ne se rend-elle pas à tout instant coupable dans son diagnostic ethnologique des peuplades humaines et, consécutivement, dans le pronostic sociologique qu'elle porte sur chacune d'elles, pour confondre avec un aveuglement complet les ressemblances analogiques avec les ressemblances homologiques, autrement dit celles qui sont l'effet de l'identité des conditions modificatrices ambiantes, et celles qui résultent de l'identité d'origine! Des tribus nombreuses répandues çà et là sur le territoire immense de l'Asie septentrionale et centrale offrent une certaine uniformité de caractères moraux et autres : elles vivent toutes de la vie nomade, et parlent des idiomes du type agglutinatif. Ce sont là, Messieurs, des ressemblances purement analogiques, comme je crois l'avoir amplement démontré ici dans une discussion que vous vous rappelez peut-être (1); des anthropologistes éminents y voient une homologie, ou plutôt leur critique n'a pas le moindre éveil sur

(1) Voir mon Mémoire *Aryas et Tourans*, dans les *Bulletins de la Société d'Anthropologie*, année 1869.

cette distinction fondamentale, et de là de magnifiques systèmes bâtis à grands frais sur le sable (1).

Revenons à la Zoologie. Comment la taxinomie appliquée échap-

(1) M. Moleschott a dit : « Entre les nobles aspirations de l'Homme, la plus « noble et la plus sublime est celle qui tend à l'unité de la science. » (Voir la *Revue des Cours scientifiques* du 16 nov. 1867.) Nous sommes très-pénétrés pour notre part, et depuis que nous écrivons nous n'avons négligé aucune occasion de le montrer, de l'importance qu'il y a de travailler au rapprochement des différentes sciences, qui en réalité ne sont qu'autant de membres d'un grand corps unique en voie de formation. C'est dans cet esprit que je signalerai ici un parallèle remarquable entre la Biologie et la Linguistique, qui est de nature à répandre une clarté de plus sur notre sujet.

Tout comme la Zoologie et la Botanique, la Linguistique est une véritable histoire naturelle d'organismes doués, aussi bien que ceux des plantes et des animaux, d'un pouvoir d'évolution qui leur est inhérent, et qui obéit à des lois constantes. Ces types linguistiques sont, eux aussi, liés entre eux par des rapports morphologiques divers dont l'interprétation exacte donne lieu à une classification naturelle de ces types.

La taxinomie des langues rencontre des difficultés et soulève des problèmes en tout semblables à ceux contre lesquels la zoologie et la botanique systématiques ont à lutter. Mais la première possède sur ces dernières l'avantage d'avoir déjà, quoique beaucoup plus jeune, surmonté les grands obstacles qui arrêtent encore la marche des deux autres ; la science des langues possède dès à présent d'importantes solutions parfaitement applicables à la science des corps vivants, et il dépend de celle-ci d'en faire son profit.

La morphologie des langues a été d'abord purement descriptive, comme était naguère celle des couches terrestres, comme est encore celle des espèces animales et des espèces végétales : c'était une pure *morphognosie ;* elle s'est complétée maintenant par la constitution de leur *morphogénie*. Pour effectuer ce progrès, la science du langage a eu aussi à combattre et à vaincre le préjugé théologique : ce préjugé enseignait que le langage avait été délibéré, arrêté et constitué par le Créateur, dans toute sa perfection (exactement ce que le même préjugé fait dire à M. Agassiz relativement à l'apparition des espèces vivantes), et placé ensuite tout fait dans la bouche de notre premier père. Imbus de ces idées de la création miraculeuse de la parole, les linguistes étaient impuissants à faire l'ordre dans le chaos des idiomes ; ils cherchaient, eux aussi, la classification naturelle de ces types, et ils n'aboutissaient qu'à des résultats ridiculement monstrueux. Mais leur impuissance a cessé du moment où ils ont reconnu, et eu le courage de constater, que les langues se sont formées naturellement par l'évolution successive et la diversification simultanée de formes linguistiques primordiales, formes tout spontanées, mais à peu près aussi simples, aussi rudimentaires que le langage des animaux.

Ce principe posé et solidement établi, on s'est livré à la recherche des lois de la morphogénie phonétique, et l'on a marché en avant d'un pas assuré et rapide, grâce à ce fanal qui éclairait la voie. C'est à cette lumière qu'on a reconnu tout

pera-t-elle donc au danger de pareilles fautes? Ce n'est pas, comme on l'a prétendu, en négligeant la forme extérieure pour n'avoir égard qu'à la structure. Car la forme n'est pas indépendante de la

d'abord le grand écueil où échouaient jusque-là toutes les tentatives d'une classification naturelle des langues, et tel est justement l'écueil où se brisent jusqu'à présent les efforts de la Biotaxie. On s'aperçut que les langues présentent deux sortes d'affinités, deux sortes de ressemblances, d'une nature tout opposée, et dont la confusion rendait la classification cherchée impossible : l'affinité d'*homologie* et l'affinité d'*analogie*, exactement comme dans la morphologie des êtres vivants.

La confusion de ces deux sortes de rapports de ressemblance produisait es bévues étymologiques qui ont rendu célèbres certains linguistes de la période barbare, bévues de tous points comparables à celles des naturalistes prenant la Chauve-souris pour un oiseau, la Baleine pour un poisson, le Dugong pour un cétacé, etc. Il fallait mettre fin à ce trouble. Plus heureuse que la Biologie, c'est-à-dire plus pénétrée de l'esprit scientifique, la Linguistique y a réussi en adoptant le criterium que les transformistes recommandent à l'histoire naturelle, c'est-à-dire en donnant pour base à l'homologie les rapports de filiation généalogique.

Aussi, tandis que la zoologie créationiste ne peut encore réussir à former ses groupes naturels avec facilité et sûreté, et qu'elle est radicalement impuissante à opérer la coordination systématique de ces groupes, les Linguistes ont triomphé de cette double tâche avec le plus grand bonheur. Ils ont déterminé les lois de la transformation progressive des sons dans l'évolution sérielle des langues, et, munis de cette boussole, ils savent découvrir les affinités naturelles, c'est-à-dire généalogiques, sous les dissemblances morphologiques les plus complètes; et, réciproquement, ils évitent les piéges de la ressemblance analogique, où ne manquaient jamais de tomber leurs devanciers de la linguistique empirique. *Exemples :* les mots *piscis* (latin), *iasg* (celtique), *fisch* (germanique), *peis* (roman), sont quatre formes spécifiques homologues, liées par un rapport de filiation étroit ; et cependant, comme elles se ressemblent peu ! comme leur affinité morphologique est faible ! En revanche, la similitude de forme et de fonction peut-elle être plus complète qu'entre les organismes doriens *ὁ*, *ἁ* et les organismes portuguais *o*, *a*, mots qui signifient, de part et d'autre, *le*, *la?* N'y a-t-il pas encore une parenté phonétique et grammaticale des plus intimes entre l'article espagnol *el* et l'article arabe *el ?* Et pourtant ces relations sont purement *analogiques*, elles sont tout accidentelles, elles sont étrangères à tout lien généalogique, elles n'ont rien de *naturel*, absolument comme il en est de la parenté morphologique établie entre la Baleine et le Dugong par la livrée pisciforme qui leur est commune, ainsi que nous avons essayé de le démontrer.

(Notons cependant une des quelques erreurs graves dans lesquelles tombe encore la taxinomie scientifique des langues pour ne pas se tenir assez en garde contre la confusion de l'homologie et de l'analogie. Toutes les langues dites *à flexion* ont passé successivement par l'état de langue à *agglutination*, et par structure, et le déguisement analogique est loin d'être toujours purement superficiel. Il peut pénétrer profondément, jusqu'à tous les divers appareils, sans en excepter la charpente osseuse; exemples : le Dugong et le Lamantin, chez qui le squelette du mammifère terrestre a subi le sacrifice de tout son membre postérieur, y compris le bassin, et s'est altéré et défiguré plus ou moins dans toutes ses autres parties pour se façonner à l'existence aquatique. La pierre de touche du classificateur, dans ces cas difficiles, ce sont les *anomalies d'organisation*, c'est-à-dire ces *raccords* mal dissimulés entre les caractères surajoutés et le type originel, qui nous décèlent celui-ci et nous font retrouver la trace généalogique de l'espèce.

Ces anomalies d'organisation sont de trois sortes, et résultent d'une suppression ou d'une substitution de fonction.

Dans le premier cas, deux conséquences peuvent se produire : c'est, ou bien l'annulation purement physiologique de l'organe, qui devient alors tel que le titulaire d'une sinécure; ou bien l'extinction progressive de l'organe lui-même, par voie de résorption, dans une suite d'espèces.

Dans l'autre cas, la modification fonctionnelle se traduit anatomiquement par une déformation de l'organe accommodé après coup à une fonction contraire à sa nature. Cette appropriation consécutive d'un organe se constitue aux dépens de son unité de structure, elle le rend difforme. Mais cette difformité, résultat d'un

celui de langue *monosyllabique*. Ces trois états représentent donc des phases, des degrés distincts dans l'évolution du langage, et non point des lignées distinctes ou groupes naturels de langues. Plusieurs idiomes peuvent appartenir à la fois à l'un ou à l'autre de ces types progressifs, sans qu'il existe entre eux aucun lien généalogique; et réciproquement, des langues peuvent différer entre elles sous le premier rapport, et appartenir néanmoins à la même souche. C'est un point que la Linguistique Ethnographique n'a pas assez compris.)

Que la philosophie des formes vivantes suive enfin l'utile exemple de la philosophie des formes linguistiques, qu'elle répudie le préjugé, qu'elle embrasse sans réticence, sans réserve, les principes de la pure science.

compromis entre les conditions anatomiques nouvelles auxquelles l'économie doit se plier pour vivre et les résistances de son organisation primitive, plus ou moins rebelle à ces exigences, conserve un reste de cette organisation antérieure; et ce vestige du type originel est d'autant plus caractéristique qu'il est mis en un plus vif relief par le contraste des deux formes hétérogènes (1).

Ces parties dénuées de fonction, ou oblitérées, ou déformées, sont incontestablement les témoins de la structure ancienne les plus dignes de foi, et souvent les seuls auxquels il y ait à se fier. En effet, les caractères qui les distinguent sont en contradiction avec les conditions d'adaptation fonctionnelle régissant la structure actuelle; ils ne peuvent donc être l'effet de ces conditions, ils ne peuvent être que les effets de l'hérédité.

On ne peut songer un seul instant à expliquer par l'utilité fonctionnelle actuelle la présence des muscles moteurs de l'oreille, chez l'Homme; ou la présence, chez le Bœuf, de l'esquille ou attelle osseuse qui est comme l'ombre de son cubitus; ou encore les griffes dont sont armées les pattes postérieures du Phoque; ou enfin la torsion humérale et la cubitation du bras chez les Amphibies et les Cétacés herbivores; car ce sont là autant de formels démentis à cette « grande et universelle loi des concordances physiologiques et de la convenance des moyens au but », tant prônée par Cuvier et son école; ce sont, tout au contraire, des *discordances physiologiques*, et, à cause de cela même, ce sont des indices qui nous permettent de restituer à l'organisme modifié ses véritables origines, c'est-à-dire sa place dans la classification généalogique des êtres vivants, en séparant nettement ce qui est de l'hérédité ancienne et ce qui a été acquis en dernier lieu.

(1) M. Ch. Darwin exprime la même pensée à l'aide d'une heureuse comparaison. « Les organes rudimentaires », dit-il, « pourraient se comparer aux « lettres d'un mot, conservées dans l'écriture, mais perdues dans la prononcia- « tion, et qui servent de guide dans la recherche de son étymologie. » (*De l'Origine des Espèces*, trad. de madame Cl. Royer, 1re éd., p. 636.)

Quand les naturalistes auront réussi à distribuer l'ensemble des Plantes et des Animaux en groupes naturels des diverses catégories, la tâche du classificateur sera loin d'être terminée : après avoir formé ces groupes, il reste à les classer entre eux, à les coordonner, à les hiérarchiser. Or, toute cette grande moitié de la Biotaxie est encore à faire ; et si, pour effectuer la première partie de l'œuvre, les indications tirées des anomalies anatomiques sont si avantageuses, nous pouvons dire que, pour l'accomplissement de la seconde, elles sont absolument indispensables. L'histoire naturelle peut bien, d'ores et déjà, avec une certaine sécurité de conscience, grouper ensemble le Chat, le Lion, le Tigre ; elle peut encore, sans plus de scrupule, faire un autre groupe naturel des Chiens, des Loups et des Renards ; mais comment coordonner entre elles ces espèces congénères? et comment s'y prendre pour coordonner entre eux ces différents genres? On se croit en droit, et à juste titre, je pense, de placer les Reptiles immédiatement au-dessus des Poissons, et de leur superposer à leur tour les Vertébrés à sang chaud; mais est-on en possession d'un principe et d'une règle qui permettent de fixer avec quelque certitude la place relative du Mammifère et de l'Oiseau ? ou celle du Félin et du Canin? ou celle du Chat, du Tigre et du Léopard? ou bien celle du Chien, du Loup, du Chacal, du Renard? Ces espèces, ces genres, ces classes, qui sont assez manifestement des groupes naturels, dans quelle relation d'affinité sérielle sont-ils donc les uns par rapport aux autres? sont-ils dans la relation d'ascendant à descendant, de descendant à ascendant, ou dans celle de collatéral à collatéral?

Et le *mode* de ce rapport de parenté une fois déterminé, je suppose, comment en préciserons-nous le *degré?* Le Lion et le Chat, le Chacal et la Panthère, le Bœuf et le Pigeon se succéderont-ils en ligne directe, ou se trouveront-ils distribués suivant des lignes distinctes? Tel viendra-t-il avant, tel viendra-t-il après? A quelle latitude et à quelle longitude, à quelle distance verticale ou à quelle distance horizontale, seront-ils placés réciproquement sur le tableau généalogique? Autant de questions, avec mille autres semblables, qui s'imposent à l'Histoire Naturelle, et auxquelles elle n'a pu jusqu'ici répondre.

Les principes du diagnostic taxinomique basé sur l'interprétation des irrégularités organiques, et, comme application partielle de ces principes, notre théorie des métamorphoses du bras, projettent dès à présent quelques lueurs sur le chaos des affinités zoologiques, et nous permettent d'entrevoir l'ordre au sein de cette confusion. Au moyen de notre méthode, nous pouvons d'abord déterminer les rapports négatifs de filiation de la plupart des espèces; nous procédons alors par voie d'exclusion. Ainsi, nous sommes autorisés pleinement à affirmer, sur le témoignage de leur radius et de leur cubitus, que le Cheval ne saurait avoir l'Éléphant ni pour ascendant ni pour descendant, et que ce sont là par conséquent deux formes mutuellement collatérales; mais nous pouvons arriver aussi à quelques déterminations d'un caractère plus positif.

Par exemple, à en juger d'après la comparaison de leurs avant-bras, le type Chien et le type Chat *peuvent* être en relation de parenté directe; et, ce premier point établi, nous pouvons démontrer rigoureusement que, cela étant, celui-ci serait la souche de celui-là, et que le rapport inverse ne saurait exister entre eux en aucun cas.

En effet, comparez l'un à l'autre le bras osseux d'un Chat ou d'un Lion, celui d'une Hyène et celui d'un Loup, et vous constaterez entre ces trois formes brachiales une progression morphogénique continue. Dans la première, les os de l'avant-bras sont libres et mobiles, et ils se croisent l'un sur l'autre très-distinctement et à peu près par égales parts, comme chez l'Homme. Le sommet du cubitus, quoique relativement restreint à sa face antérieure, se montre encore en avant, toutefois, et il y occupe, à côté de la tête du radius, presque toute la largeur de la trochlée. Son apophyse coronoïde est encore presque intacte, quoique déjà menacée par une expansion naissante de la tête du radius (fig. 28).

Les deux os antibrachiaux de l'Hyène ont déjà beaucoup moins de mobilité, et le radius recouvre davantage le cubitus dans le

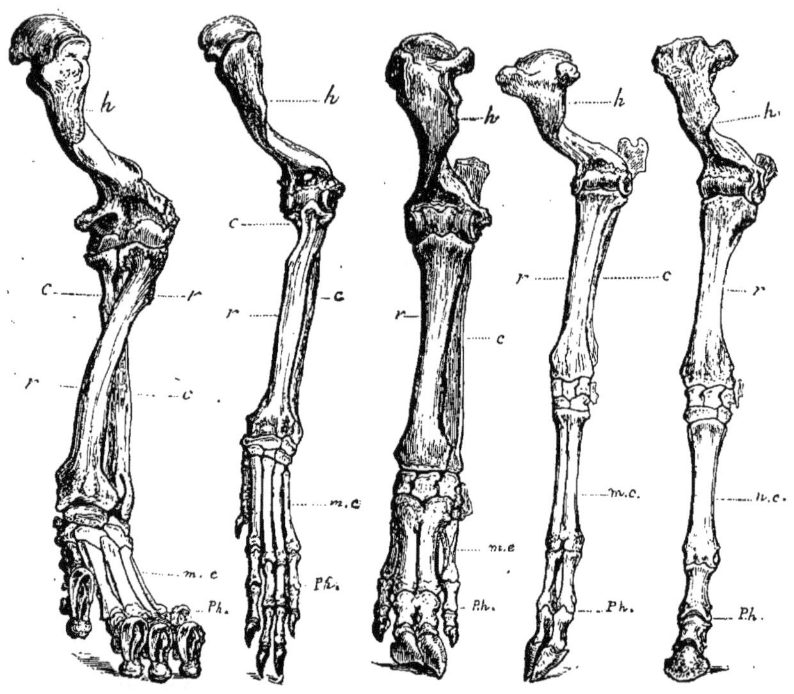

h, humérus, *r*, radius ; *c*, cubitus ; *mc*, métacarpe ; *ph*, phalange.

FIG. 28. — Bras osseux gauche du *Lion*. FIG. 29. — Bras osseux gauche du *Loup*. FIG. 30. — Bras osseux gauche du *Sanglier*. FIG. 31. — Bras osseux gauche du *Cerf*. FIG. 32. — Bras osseux gauche de l'*Ane*.

sens de sa longueur, en se rapprochant de la ligne verticale. Le sommet antérieur de l'os cubitus, qui sert de support à la trochlée, a abandonné une grande portion de cette éminence articulaire en se déprimant au profit de la tête élargie du radius. Celle-ci s'est armée d'une apophyse coronoïde, qui dispute son lit à l'apophyse coronoïde cubitale, et se loge avec elle, côte à côte, dans la cavité antérieure de l'humérus.

Arrivons au Chien. Ici, l'ankylose mutuelle des deux os s'est presque consommée; le radius s'étend à peu près verticalement sur le cubitus, et la tête du premier a envahi presque en totalité le front de la surface articulaire humérale, à l'extrémité et presque en dehors de laquelle on n'aperçoit plus qu'un angle du chapiteau cubital près de disparaître entièrement.

Cette progression morphogénique de la structure brachiale, consistant dans l'envahissement croissant de la face antérieure de l'avant-bras par le radius aux dépens du cubitus, dans l'ankylose d'abord, et puis dans la fusion de plus en plus intime de ces deux rayons osseux, et dans l'absorption finale de l'un par l'autre, cette progression se retrouve, avec son évolution complète, à partir des plus bas degrés de l'échelle des Mammifères. Ici elle débute dans l'ordre des Édentés (voir *fig.* 33), chez la plupart desquels les os de l'avant-bras s'observent aussi distincts, aussi mobiles l'un sur l'autre, aussi aptes à la supination et à la pronation libres que chez les Primates eux-mêmes (1). Un type de cet ordre, très-probablement éteint, et que je me figure volontiers comme peu éloigné du Pangolin, a dû certainement être le nœud d'une bifurcation sérielle dont une branche est représentée par les Proboscidiens; dont l'autre commence aux Pachydermes proprement dits (Rhinocéros et Tapirs; Hippopotames et Cochons). Au delà de ceux-ci, sur le prolongement de deux lignes distinctes et parallèles, viennent, en deuxième degré, les Ruminants; en troisième degré, les Solipèdes.

Dans le type souche, l'avant-bras devait présenter ses deux os en

(1) « Cet os [le cubitus], qui s'efface plus ou moins complétement dans un « certain nombre d'espèces, ne suit pas, dans la diminution de son volume, « une progression régulièrement décroissante à mesure que l'on passe d'une es- « pèce plus élevée à une qui le soit moins. Beaucoup de mammifères inférieurs, « et particulièrement les Marsupiaux, les Édentés et les Monotrèmes, ont le « cubitus ou le péroné plus forts et plus complets que la plupart des Ongulés, « des Carnassiers et même des Quadrumanes. » (PAUL GERVAIS, *De la comparaison des Membres chez les Animaux vertébrés*. Paris, 1853, p. 229.)

croix, déjà soudés ou encore libres, avec leurs têtes distinctes et juxtaposées côte à côte, comme chez l'Homme, dans la pronation, ou encore comme chez le Pangolin, le Mégathérium (voir *fig.* 33) et autres Édentés, et enfin comme chez l'Éléphant (voir *fig.* 17), qui présente aussi cette disposition; mais, à la différence de ce dernier,

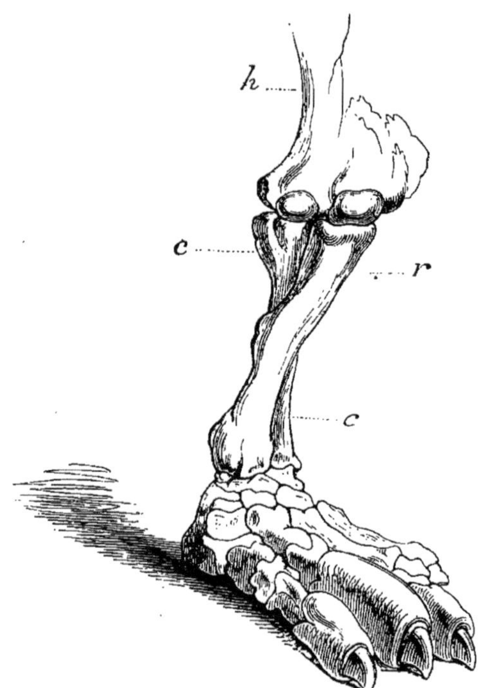

FIG. 33. — Bras osseux gauche du *Mégathérium*.

les deux os, dans la forme fondamentale, devaient être à peu près d'égal volume. La rupture de leur équilibre sous ce rapport a marqué le début de la transformation; cet équilibre s'est rompu en deux sens opposés. Du côté des Mastodontes et des Éléphants, c'est le cubitus qui va s'accroissant aux dépens du radius; du côté des Rhinocéros et des Tapirs, des Hippopotames et des Cochons, c'est au contraire le radius qui s'annexe, absorbe et fait disparaître graduellement son voisin. Ce résultat final est déjà très-avancé chez les Ruminants; il est achevé chez les Chevaux, où le plus souvent il ne subsiste d'autre trace du cubitus que son olécrane (1).

Il est intéressant de remarquer qu'une deuxième série morphogénique analogue à celle que nous venons de décrire, se déroule parallèlement dans la transformation des os métacarpiens et phalangiens, lesquels vont se rapprochant, se soudant et se fusionnant ou s'éliminant de plus en plus à l'instar des os de l'avant-bras.

Une comparaison raisonnée de ces deux séries de formes concomitantes nous fait voir que des signes taxiognomoniques pris isolément ne permettent guère que des déterminations privatives, et que pour rendre leur signification plus claire et plus certaine, il faut les contrôler les uns par les autres. Ainsi, la première de nos deux gammes de transformation osseuse, celle des os de l'avant-bras, nous autorise bien à affirmer que les naturalistes se trompent en rangeant les Pachydermes proprement dits à la suite des Solipèdes et des Ruminants, et en classant ces derniers après les Solipèdes : en effet, le cubitus grêle du Bœuf et le cubitus éteint du Cheval ne sont pas des organes en voie de formation, mais des résidus anatomiques, cela saute aux yeux; et dès lors on doit y voir, non le *bourgeon*, mais le *chicot*, du cubitus large et bien nourri des vrais Pachydermes. Donc ces Pachydermes ne sauraient avoir le Cheval ou le Bœuf pour souche; et celui-là, dont le cubitus se réduit à une simple trace, ne saurait être l'ancêtre de celui-ci, chez qui la dégradation anatomique de cette partie est beaucoup moins avancée.

Mais si ces considérations nous permettent de nier que le Ruminant dérive du Solipède, nous donnent-elles le droit d'affirmer que le Solipède dérive du Ruminant? Assurément non. A ne consulter que la série morphologique de l'avant-bras, nous pourrions être tentés de passer tout droit à cette conclusion séduisante. Ce

(1) La progression atteint aussi son apogée chez les Chameaux.

serait dans tous les cas une faute de logique; ce serait aussi une erreur de fait, c'est le contrôle de la série digitale qui nous l'apprend.

Et en effet, le canon double du Ruminant ne peut être considéré comme un acheminement au canon simple du Solipède, le premier étant formé par la coalescence intime des deux métacarpiens moyens d'un membre du type tétradactyle, avec élimination des deux os extrêmes; le second représentant l'unique métacarpien moyen d'un type tridactyle, resté seul par la suppression de ses deux voisins.

Cette dernière observation, je me fais un devoir et un plaisir de le dire, m'a été suggérée par M. Alix qui, bien que mon adversaire de doctrine à certains égards, m'autorise par sa bienveillance à le nommer mon ami (1).

(1) La citation suivante prête un appui saisissant aux vues que nous venons d'exposer. Ce passage est extrait d'un récent discours de M. Huxley, dans lequel l'éminent paléontologiste se prononce nettement pour la doctrine de l'*évolution*, ou, comme nous disons en France, de la *transformation* des espèces :

« Le genre *Equus* se trouve représenté dès la dernière partie de l'époque « miocène ; dans les dépôts qui appartiennent au milieu de cette même époque, « il est remplacé par deux autres genres, l'*Hipparion* et l'*Anchitérium* ; enfin, « dans le miocène inférieur et l'éocène supérieur, le dernier genre se présente « seul.

« Le squelette de l'Anchitérium offre, dans son ensemble, une très-grande « analogie avec celui des Equidés. M. de Christol va jusqu'à dire que les descrip- « tions des os du Cheval ou de l'Ane, courantes dans les traités d'art vétérinaire, « conviendraient à ceux de l'Anchitérium. Sans doute, cela est vrai d'une ma- « nière générale, mais il existe cependant quelques différences extrêmement « importantes, qui ont été, je m'empresse de l'ajouter, signalées avec soin et « précision par le même observateur. Par exemple, *le cubitus est complet, au lieu « de présenter une diaphyse rudimentaire fusionnée en un seul os avec le radius*. Le pied « antérieur possède *trois doigts*, un *médius très-dominant*, et à côté de lui, un in- « dicateur et un annulaire pourvus de toutes leurs phalanges et terminés chacun « par un petit sabot, mais cependant insuffisamment développés pour toucher « le sol.

« Le Musée Britannique possède un échantillon très-instructif des os de la « jambe, sur lequel on constate que le péroné est représenté par la malléole « externe et par une languette osseuse aplatie, qui, partant de cette malléole, « se prolonge sur la face externe du tibia... — Chez l'*Hipparion*... *la diaphyse du « cubitus est réduite à une simple languette osseuse qui se soude au radius dans*

L'application que nous venons de faire de notre théorie à un point de zootaxie spéciale pourrait compter déjà sur la double sanction de l'Embryologie et de la Paléontologie, s'il faut s'en rapporter aux observations et aux considérations suivantes que nous trouvons dans un savant écrit de M. le professeur Paul Gervais :

« *presque toute sa longueur*... Les doigts de devant sont encore au nombre de « trois; mais les doigts extrêmes sont encore plus grêles que chez l'Anchité- « rium, et leurs sabots sont plus petits relativement à celui du doigt moyen. A « la jambe, l'extrémité inférieure du péroné est si parfaitement unie au tibia, « qu'elle semble n'être qu'une simple apophyse de cet os... Dans le genre *Equus* « enfin... *le milieu du corps du cubitus s'efface, et ses extrémités supérieure et infé-* « *rieure se soudent au radius*. Les phalanges de l'indicateur et de l'annulaire dis- « paraissent à chaque pied, et les os métacarpiens et métatarsiens restent seuls « comme vestiges de ces doigts latéraux.

« Lorsque nous considérons tous ces faits, lorsque nous y ajoutons, par-dessus « le marché, cette circonstance signalée par M. Gaudry, et par bien d'autres, que « les Hipparions, dont on a retrouvé des débris en quantité prodigieuse, ont été « sujets à des variations considérables, il est, me semble-t-il, impossible de « se refuser à conclure que les types des *Anchitériums*, des *Hipparions* et des *Che-* « *vaux* anciens constituent la ligne généalogique des *Chevaux* actuels, l'Hippa- « rion étant le terme intermédiaire entre les deux autres.

« Le phénomène qui a agi sur l'Anchitérium de manière à le transformer « peu à peu en Cheval, a été un processus de spécialisation, c'est-à-dire de dé- « viation plus ou moins complète de ce qu'on pourrait appeler le type moyen « d'un animal Ongulé. Chez le Cheval, la réduction de certaines parties des « membres, et en même temps la modification spéciale de celles qui restent, est « poussée plus loin que celle d'aucun autre Mammifère à sabot. La réduction « et la spécialisation sont moins prononcées chez l'Hipparion, et moins pro- « noncées encore chez l'Anchitérium. Et cependant, si l'on compare l'Anchi- « térium aux autres mammifères, on trouve encore ces caractères relative- « ment très-accentués chez l'Anchitérium. N'est-il pas à présumer que, de même « que l'époque miocène nous offre une forme équine atavique moins modifiée « que le Cheval, de même, en reculant jusqu'à l'époque éocène, nous devons « rencontrer quelque nouveau quadrupède présentant avec l'Anchitérium les « mêmes rapports que ceux de l'Hipparion à l'Equus, et par conséquent s'écar- « tant moins que l'Anchitérium de la forme moyenne ? — Ce desideratum est, « je crois, très-approximativement, sinon entièrement rempli par le *Plagiolophus*, « dont les débris existent en abondance dans certaines parties des formations « éocènes supérieure et moyenne. Les dents molaires de Plagiolophus, etc... « *Le cubitus est complet et beaucoup plus fort que chez aucun des Equidés, plus grêle* « *au contraire que chez la plupart des Paleotheria*. Il est solidement uni, *mais non* « *soudé* au radius, etc. »

(Discours de M. Th. H. Huxley, dans la *Revue des Cours scientifiques* du 17 juin 1870.)

« M. de Christol, » y est-il dit, « qui a étudié dans la tribu des « Équidés les espèces actuelles et celles que l'on connaît à l'état « fossile, a fait voir qu'il y avait aussi chez les Chevaux proprement « dits, un os péronien et un os cubital inférieur toujours plus ou « moins intimement soudés avec la partie tarsienne ou carpienne « du radius et du tibia..... M. de Christol voit dans ce fait, à l'a-« vant-bras et à la jambe, chez le Cheval, un arrêt de développe-« ment. A mon sens, l'opinion contraire est celle qu'il faudrait en « avoir, et je suis bien persuadé que si l'on cherchait la disposi-« tion de cet os cubitus et péroné dans le fœtus du Cheval ou de « l'Ane, on les trouverait plus complets qu'ils ne le sont à un âge « plus avancé... Le premier état de ces os est donc plus conforme « à la condition typique que leur état définitif, et la résorption qui « s'opère dans la masse n'est ni un arrêt de développement, ni « comme on l'a dit aussi pour beaucoup de cas analogues, un fait « de dégradation. » (*De la Comparaison des membres chez les Animaux Vertébrés*, par PAUL GERVAIS, Paris, 1853.)

Si maintenant il m'est permis, en y mettant une juste réserve, d'appliquer le même critérium à la détermination des affinités naturelles de l'Homme par rapport aux autres mammifères, je me demanderai si notre espèce (ou notre genre, ou notre ordre, ou notre règne, comme on voudra) qui, sans contredit, est le couronnement de la série des Singes, ne se rattacherait pas directement par cette lignée branchue (bien que fort décousue et fort incomplète dans la faune actuelle) à quelque type, connu ou inconnu, de la famille des Tardigrades. Le grand ordre des Édentés m'apparaît d'ailleurs comme une souche commune où presque tous les ordres supérieurs, sinon tous, s'embrancheraient immédiatement.

La théorie dont j'ai indiqué les linéaments principaux dans cet exposé me semble, dans tous les cas, mettre ce point hors de doute : c'est que l'Homme, pour s'élever par degrés de la forme reptilienne, ce grand point de départ général de toutes les formes supérieures d'Oiseaux et de Mammifères, jusqu'au sommet suprême d'où il domine de si haut l'animalité entière, a dû s'acheminer vers ce but en parcourant sans interruption une suite d'espèces *arboricoles.*

Et maintenant, sous l'influence de quels événements morphogéniques la main inférieure ou mieux le *pied maniforme* du quadrumane aurait-il été amené à resserrer et masser ses orteils en une extrémité compacte, qui perd sa faculté de préhension pour acquérir une appropriation plus parfaite à la fonction de la marche?

Nous nous sommes risqué déjà dans une spéculation de cet ordre, relativement aux causes *mésologiques* de la transformation des membres de la Tortue, et cette tentative, si je ne m'abuse, a été moins malheureuse que téméraire. Continuons donc à oser, *audaces fortuna juvat.* Nous passerons peut-être à côté de la solution cherchée, mais nous aurons, du moins, posé le problème, nous l'aurons signalé, et de plus habiles viendront ensuite pour qui sera l'honneur d'en venir à bout.

Donc, voici notre humble opinion, que nous vous livrons pour ce qu'elle vaut, sur les circonstances probables qui amenèrent la transformation humaine de l'espèce ou des espèces simiennes dont l'Homme est immédiatement issu : une conflagration des forêts sur un vaste espace pourrait avoir déterminé ce résultat, en jetant tous les arboricoles d'une contrée en bas de leurs arbres, et les plaçant en face de l'inexorable alternative de se façonner à la marche et à la course, ou de devenir la proie de la faim et la proie des espèces carnassières. N'eût-il pas suffi qu'en cette conjoncture un seul individu ou un couple favorisé d'une aptitude spéciale eût réussi à embrasser le parti avantageux, c'est-à-dire à échapper à la destruction générale en se pliant aux exigences fonctionnelles nouvelles, pour que l'avenir de la race humaine et ses destinées brillantes fussent assurés?

Comme je l'ai déjà donné à entendre, c'est en s'appuyant sur l'Embryologie et la Paléontologie, en même temps que sur l'Anatomie Comparative des formes vivantes et adultes, que le naturaliste devra s'engager pour moissonner le bon grain des découvertes dans le champ de ces nouvelles études où nous le convions.

L'embryologie des types tératologiques excessifs, ces écarts brusques d'un type commun, tels que la Tortue de Marais, le Phoque, la Taupe, la Chauve-souris, etc., promet d'être particulièrement instructive. J'ai entrepris déjà un travail de cet ordre, mais les éléments matériels en sont difficiles à réunir pour quiconque ne peut compter que sur des ressources purement personnelles. Les savants mieux partagés disposant des avantages de toute sorte qu'assure une situation officielle, peuvent entrer dans cette voie nouvelle avec la certitude d'y faire des progrès rapides et fructueux.

J'ai pu me convaincre que les observations de nos embryologistes, quoique très-importantes à d'autres points de vue, ne peuvent jeter que peu de lumière sur le sujet qui nous préoccupe; les recherches embryologiques devront être conduites en vue de ce but spécial, pour fournir un concours considérable aux nouvelles études.

Signalons toutefois une découverte de M. Steenstrup, relative au développement des Plies; elle vient fournir des éclaircissements précieux sur la question des déformations spécifiques prétendûment *virtuelles*, qui a été débattue ici à propos d'une note de M. Ch. Martins sur la torsion de l'humérus (voir ci-dessus, p. 77). Si, conformément à l'opinion générale des naturalistes, les phases de l'évolution embryonnaire d'un type spécifique sont comme autant de peintures reproduisant dans leur ordre successif les types échelonnés au-dessous dans la progression naturelle des espèces, le processus suivi par la difformité caractéristique de la tête des poissons plats dans l'évolution individuelle pour arriver à se constituer avec les caractères si monstrueux qu'elle nous offre chez les individus adultes, est un témoignage bien expressif et bien probant de l'*actualité* originelle de ces ruptures de l'harmonie structurale.

Un fait familier à tout le monde, c'est que les deux yeux de la Sole ou du Turbot se trouvent réunis sur un même côté de la tête. Eh bien, M. Steenstrup a démontré, au moyen d'une série d'individus de divers âges, que cette asymétrie n'existe nullement à l'époque de la naissance, et qu'elle s'effectue graduellement par une migration de l'un des deux yeux, passant de la face inférieure à la face supérieure.

Pour les détails de cette curieuse et importante démonstration, on peut s'adresser aux *Annales des Sciences Naturelles* du mois de novembre de l'année 1864, où le Mémoire du savant danois a été reproduit en français.

Une autre observation embryologique analogue, et qui se rattache encore de plus près à notre sujet, c'est celle d'une torsion progressive de l'humérus dans le fœtus humain; elle est due à M. Gegenbaur, et elle nous a été signalée ici par M. Martins (1).

Je vais terminer par une revue des principales objections qui pèsent sur notre morphogénie transformiste.

On nous oppose l'absence d'une multitude de types dont la théorie de sériation généalogique impliquerait la nécessité. Il a été déjà répondu que la Paléontologie, suivant toutes les probabilités, tient encore en réserve, dans les flancs inexplorés du globe, des révélations innombrables dont celles qu'elle a déjà produites ne sont tout au plus qu'un prélude. Ces espérances sont justifiées d'ailleurs chaque jour par de nouvelles découvertes. A l'*Archæopteryx Macrura*, cet oiseau étrange qui portait une véritable queue osseuse composée de vingt vertèbres très-allongées, M. Huxley a ajouté récem-

(1) Voir les *Bulletins de la Société d'Anthropologie*, année 1868, p. 326.

ment un autre type fossile qui constitue un lien manifeste entre l'Oiseau et le Reptile. Nous connaissons depuis longtemps les Poissons Sauroïdes et les Enaliosauriens, qui forment une transition très-graduée entre la forme pure du Poisson et celle des Reptiles terrestres ou amphibies (voir *fig.* 26). Nous connaissons également l'*Hipparion*, un Équidé dont le canon porte encore, très-réduits, mais à l'état libre, les deux doigts complémentaires du type tridactyle, qui seront supprimés chez le Cheval; de nouvelles espèces fossiles sont venues s'intercaler comme des chaînons entre ces types ambigus et les types pleins, et établissent entre eux une continuité presque parfaite. L'*Halithérium*, un Lamentin fossile *qui n'a pas encore perdu son membre postérieur*, est un de ces types de transition des plus remarquables.

J'ajouterai pour ma part que les formes ambiguës, étant essentiellement caractérisées par une appropriation fonctionnelle imparfaite, ont un grand désavantage vis-à-vis des types mieux équilibrés auxquels elles ont à disputer l'existence; ces organismes transitifs se sont dénaturés, d'une part, de façon à se rendre impropres au milieu fonctionnel qu'ils ont quitté, et d'autre part leur accommodation au milieu nouveau est restée à l'état d'ébauche. Ils sont en quelque sorte comme ces outils ou meubles à deux fins qui, en réalité, ne sont bien appropriés à aucun usage.

Ces types malheureux sont dès lors condamnés le plus souvent à être purement éphémères; ils doivent se répandre sur le globe en un nombre d'exemplaires relativement fort restreint et s'éteindre promptement dans la totalité des individus, à moins de se survivre en se transformant à la faveur de quelques rares cas individuels. Les données paléontologiques confirment cette vue (1).

(1) Les phénomènes de Linguistique obéissent à des lois si analogues à celles qui régissent ceux de la Biologie, qu'on ne saurait trop rapprocher ces deux ordres de faits les uns des autres pour les éclairer mutuellement. La série des espèces phonologiques a aussi ses ambigus, et, de même que les ambigus zoologiques, ils sont tellement peu stables, tellement peu viables, qu'on ne les trouve

La doctrine de la préadaptation trouve encore un argument dans l'isolement apparent de certains types hétéroclites chez lesquels l'organisme présente un accord remarquable avec la fonction; comment nier, par exemple, que la Taupe ait été créée *ad hoc* et d'emblée pour fouir la terre, quand on a sous les yeux la conformation si extraordinairement spéciale de son humérus et de tout son appareil osseux et musculaire du membre antérieur (*fig.* 33 et 37)?

Cependant, regardons de près, scrutons dans ses détails, cet humérus énigmatique, prodigieux, et nous reconnaîtrons qu'une telle pièce ne peut avoir été conçue et exécutée en vue de l'usage qu'elle remplit; mais que, tout au contraire, elle est le produit la-

guère non plus qu'à l'état *fossile*. Je signalais il y a quelque temps à la Société d'Anthropologie (Voir ma brochure intitulée : *De l'Influence des Milieux sur les caractères de race*, etc. Paris, 1868, p. 33), l'existence des *bandes isophones* de la carte de France, répondant à des modifications locales de prononciation. Or, dans mes recherches sur ce sujet tout nouveau, j'ai été frappé de la contiguïté de certaines bandes d'un caractère phonétique très-tranché, et de l'absence entre elles de toute trace du son intermédiaire formant le passage nécessaire entre les deux sons très-différents qu'elles représentent. Le cas de ce genre le plus remarquable nous est offert par la métaphonie ou transformation phonologique du C latin suivi de la voyelle A, dans son passage à travers la série successive de nos dialectes romans. Une ligne isophone se dirigeant tout droit du nord des Basses-Alpes à l'embouchure de la Gironde, partage la France en deux zones : dans celle du Midi, tous les patois ont conservé au CA latin sa prononciation originelle. On y dit *vaCa* (vache), *Cabra* (chèvre), etc. Franchissons la ligne sur un point quelconque de son développement de trois cents lieues, et au C=K succède brusquement le C=CH. Au lieu de *vaCa* et de *Cabra*, c'est *vaCHa* et CH*abra* qui se font entendre. Et cependant quel intervalle n'y a-t-il pas, dans la gamme des consonnes, entre le son K et le son CH (prononcé tantôt comme le *ch* espagnol, tantôt comme le *ch* français, et ailleurs enfin prononcé *tz*)? La forme phonologique ambiguë qui remplit cet intervalle a promptement disparu du langage, elle s'est éteinte rapidement. Et pourquoi cela ? par le fait même de sa nature transitive, parce qu'elle a peu de solidité, peu de fixité, parce qu'elle a quelque chose d'indécis, qui ne se soutient pas ; c'est un passage glissant qu'on traverse sans pouvoir s'y arrêter. Cette forme de transition entre la prononciation CA et la prononciation CHA, c'est KIA ; généralement disparu et ne formant plus de bande continue, ce type intermédiaire s'est conservé sur quelques points épars, fort rares et fort restreints. Il m'a été signalé dans la prononciation propre à un faubourg de la ville de Saint-Flour habité par quelques très-anciennes familles de bouchers et de tanneurs chez qui le patois local se transmettrait dans ses formes les plus archaïques.

borieux de cet usage même. La conformation d'un tel os ne saurait raisonnablement se comprendre que comme étant le résultat de longs tâtonnements, d'innombrables essais, c'est-à-dire de tiraille-

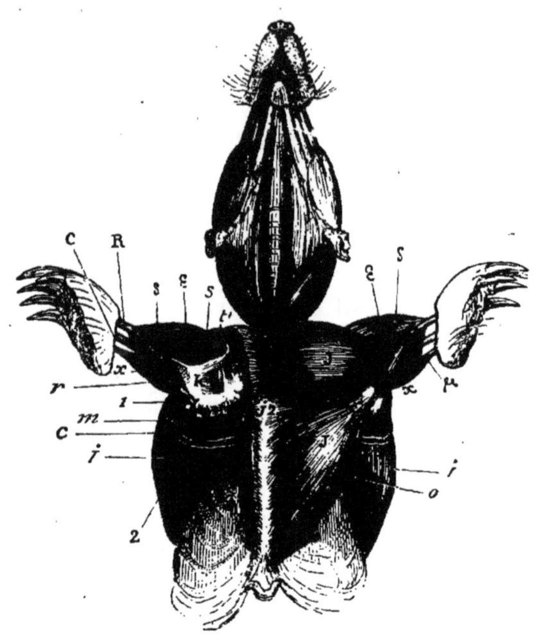

Fig. 34. — Système musculaire de la *Taupe Commune*. J, pectoral antérieur; J¹, pectoral sterno-costal ; J², petit pectoral; *k*, deltoïde (la lettre est placée sur le point où le muscle s'insère sur l'humérus; cet os se dessine tout autour en une surface blanche et contournée); *r*, biceps; *s*, brachial antérieur; *t'*, triceps; *i*, grand dorsal; *o*, grand rond. R, radius; C, cubitus; *m*, nerf médian; *c*, nerf cubital. 1, tubercule de l'humérus pour l'insertion du grand dorsal; 2, rebord pour l'insertion du pectoral sterno-costal. Le tendon d'origine unique du biceps passe entre cette éminence et la précédente, et le ventre du muscle porte presque en entier sur l'avant-bras. L'espace triangulaire que l'humérus présente entre le ventre du biceps, *r*, et le brachial antérieur, *s*, donne insertion au pectoral antérieur, J. — La signification des autres lettres, suivant le système de notation adopté dans la *Myologie comparée* de Cuvier et Laurillard.

ments musculaires en tous sens essayant de mettre l'organe d'accord avec des conditions fonctionnelles incompatibles, mais rigoureuses. Cet os est bien en effet un petit amas de déviations, de torsions, de contre-torsions, d'incurvations et de dix autres difformités sans nom. Une volonté créatrice s'y fût prise autrement sans doute; elle eût taillé en plein drap son bras fouisseur, et sa dernière pensée c'eût été de demander cette création à une pénible et monstrueuse dénaturation du bras marcheur.

Serait-ce aussi une création originale, une création tout exceptionnelle et spéciale que cette bande musculaire d'un aspect insolite dont la masse charnue s'étend transversalement au-dessus du thorax pour aller s'insérer à l'un et à l'autre humérus? Certes, il semble, au premier coup d'œil, que nous ayons affaire cette fois à une pièce supplémentaire imaginée et ajoutée après coup au plan général du système musculaire, pour les besoins singuliers de la Taupe; mais en faisant intervenir la critique pathologique dans l'examen de cet organe, ce que nous découvrons, ce n'est pas un muscle additionnel distinct, mais une hypertrophie ou mieux une hypergénèse du grand pectoral, trouvant son explication toute naturelle, toute physiologique, dans un excès de nutrition provoqué dans les tissus moteurs par un surcroît de travail imposé à leur activité fonctionnelle.

Et maintenant, si nous rassemblons autour de ce type singulier quelques autres types congénères que nous découvrirons dans les faunes étrangères ou dans les faunes fossiles, l'intervalle, à nos yeux tout d'abord infranchissable, qui sépare l'organisme talpien du type commun des mammifères, sera à peu près entièrement comblé par une série de nuances intermédiaires. Vous pouvez en juger par les quatre humérus de *Talpa Europæa*, de *Talpa Cristata*, d'un *Mygale* et d'un *Sorex* fossile, dont je vous présente un dessin (*fig.* 35, 36, 37, 38) (1).

(1) « Les Soriciens diffèrent des tribus précédentes [autres Insectivores] parce « qu'ils présentent, mais à un moindre degré que les Talpiens, les caractères des « animaux fouisseurs. L'humérus, quoique encore grêle, a une apophyse sail- « lante qui reçoit le muscle grand pectoral, la crête deltoïdienne est bien mar- « quée, l'épitrochlée est saillante et percée d'un trou..... GALEOSPALAX Pom. — « Genre intermédiaire aux Taupes et Mygales, connu seulement par son humé- « rus, qui est aussi allongé que celui des Mygales, mais plat, non courbé dans « son profil, et articulé à la clavicule comme chez les Taupes.... G. *mygaloïdes* « P. — Espèce un peu plus petite que la *Mygale pyrenaica*; son humérus est un

Les efforts de la thèse créationiste se concentrent principalement sur un point, qui en effet est fondamental. Pour écarter la supposition qu'aucun lien généalogique puisse exister entre les

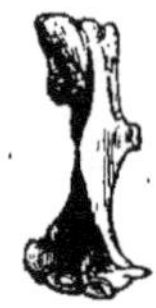
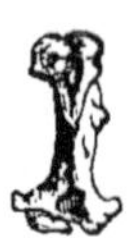
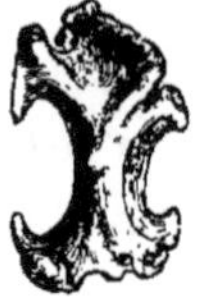
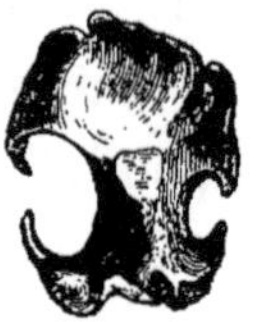

Série d'humérus appartenant à divers insectivores fouisseurs.

Fig. 35, *Sorex* fossile; fig. 36, *Mygale* vivant; fig. 37, *Talpa cristata*; fig. 38, *Talpa europœa*.

espèces, on a d'abord posé en fait qu'elles se montrent absolument invariables. Mais on a dû renoncer bientôt à une prétention que l'observation condamne de la manière la plus manifeste; alors on s'est attaché à établir que les croisements entre espèces, ou sont tout à fait stériles, ou ne possèdent qu'une fécondité bornée à un nombre restreint de générations, ou enfin, dans les cas de fécondité illimitée, ne sont point aptes à constituer une forme spécifique mixte d'un caractère permanent, les produits retournant bientôt à l'une ou à l'autre des deux formes originelles.

Ces allégations sont-elles mieux fondées que celle de l'invariabilité, et, en admettant la réalité des faits allégués, ces faits autorisent-ils la conclusion radicale qu'on en tire?

Nous allons examiner rapidement cette double question en touchant seulement à ses points essentiels, et en nous interdisant, autant que possible, de reproduire des arguments rebattus, pour nous borner à quelques aperçus qui nous ont paru nouveaux.

« peu plus court, mais plus épais que dans cette espèce. Des terrains tertiaires. » (*Etudes sur les carnassiers insectivores fossiles,* par M. A. Pomel, dans les *Archives des sciences physiques et naturelles*). Genève, t. IX, p. 161.

De tous les Insectivores Fouisseurs, la Taupe Commune est celui dont l'humérus est le plus *déformé;* mais l'adaptation au milieu souterrain est en raison du degré de cette déformation. La Taupe C. se trouve ainsi la mieux adaptée et la plus difforme; l'ambiguïté des types qui la précèdent lui constitue un avantage à leur préjudice, et elle en a profité en les supplantant.

Les Animaux et les Plantes se partagent, sous le rapport de la conformité de type, en groupes de divers degrés de généralité; les groupes les plus restreints, c'est-à-dire ceux qui sont caractérisés par le plus haut degré d'affinité morphologique entre les individus, portent deux dénominations et offrent deux particularités différentes suivant qu'il s'agit des êtres vivant à l'état de nature, ou de ceux que l'homme a soumis à la domesticité. Dans le premier cas, ces groupes primaires sont appelés des *espèces;* dans le second cas, ce sont des *races.*

Le groupe supérieur qui réunit les races les plus voisines porte aussi le nom d'espèce; nous aurons ainsi une distinction à observer entre les espèces sauvages et les espèces domestiques.

Rappelons-nous qu'on nomme *genre* le groupe hiérarchique qui réunit immédiatement les espèces les plus similaires.

Maintenant constatons que les espèces sauvages congénères sont souvent beaucoup moins distinctes entre elles, au point de vue du type, que ne le sont entre elles les races d'une même espèce domestique. Ainsi, entre le petit Épagneul *King-Charles* et le grand Lévrier écossais la différence sous ce rapport est évidemment beaucoup plus grande qu'entre le Loup et le Chacal. Mais en revanche, nous devons le reconnaître, les races congénères présentent entre elles une affinité d'une autre sorte qui fait relativement défaut chez les espèces : tandis que les races d'une même espèce domestique se croisent entre elles volontiers, et tandis que ces unions sont, à quelques rares exceptions près, constamment, largement et indéfiniment fécondes, les unions entre espèces d'un même genre ne présentent, le plus souvent, qu'une fécondité variable, intermittente, et nulle parfois.

Cette différence physiologique entre la race et l'espèce est réelle; mais il reste à en préciser, et l'étendue, et les vraies causes, et la juste signification; il s'agit surtout de savoir d'une manière exacte quelles conséquences relativement aux origines des types spécifiques il est légitime d'en induire.

Toutes les races de chacune de nos espèces domestiques remontent-elles à une seule et même espèce sauvage, ou émanent-elles de plusieurs? Dans ce dernier cas, l'affinité de procréation manifestée entre les races similaires de source distincte remonterait jusqu'aux espèces originelles et prouverait contre l'universalité de la règle appliquée à l'hybridité. Après avoir lu avec le soin qu'ils méritent les travaux si justement admirés de M. de Quatrefages sur cette matière, je déclare que toutes les ressources du savoir et du talent que l'auteur a déployées pour établir que toutes nos races de Chiens sont issues du *Canis Aureus*, et toutes nos races de Cochons du *Sus Scrofa*, ont été insuffisantes pour me convaincre. Il y a plus, l'éminent professeur a produit à l'appui de cette thèse certaines observations de fait dont j'ai été à même de constater personnellement l'imparfaite exactitude. Mais je m'interdis d'entamer en ce moment une discussion sur ce sujet, tout en déclarant être disposé à l'aborder dans une autre séance.

Notre éminent collègue est-il mieux fondé à soutenir que « le « métissage donne des individus chez qui la fécondité reste in- « tacte et continue, » à la différence de l'hybridation, dont les produits, assure-t-il, « s'ils réussissent à se perpétuer pendant « un certain temps, perdent leur ressemblance entre eux, et re- « tournent aux types des espèces qui leur ont donné naissance? » Ce sont encore des faits d'observation personnelle qui m'enhardissent à venir contredire aux conclusions de ce savant. Les croisements effectués sur une grande échelle entre les deux races bovines d'Aubrac et de Salers, dans les départements de l'Aveyron et du Cantal, n'ont jamais réussi à constituer une race mixte; le sang d'Aubrac prévaut toujours, il absorbe et neutralise le sang de Salers au bout d'un petit nombre de générations.

J'ai eu déjà l'occasion de présenter ici, dans le cours d'une autre discussion, une attestation de ce fait émanée d'un naturaliste et zootechnicien compétent, le directeur de la feuille agricole de Rodez (1). Depuis, j'ai consulté sur ce point un grand nombre d'éleveurs de la région, et leurs déclarations ont été identiques.

Cet exemple, qui pour moi est parfaitement avéré, suffit à lui seul à prouver que l'instabilité du type et le retour exclusif à l'une des formes parentes ne constituent pas un caractère distinctif de l'hybridité.

Et réciproquement, je ne crois pas qu'on puisse nier absolument la fixité de la forme mixte dans la reproduction des hybrides. L'expérience classique des croisements entre le Chien et le Loup n'a pas été poursuivie au delà de quatre ou cinq générations ayant offert des produits mêlés; elle ne saurait donc être légitimement invoquée à l'appui de la doctrine que nous combattons. Dans le règne végétal, où l'hybridation a été expérimentée sur une plus large échelle que chez les animaux, l'irrégularité dans la fécondité et dans la transmission des formes est le fait général sans doute; mais à cette règle on peut opposer déjà certaines exceptions qui vraisemblablement se multiplieront avec la somme des expériences. On sait déjà, M. de Quatrefages en convient de très-bonne grâce, que l'hybride de l'Ægilops et du Froment se comporte de tous points comme un métis; la stabilité

(1) « Je regarde les *Aubracs* et les *Salers* comme deux types très-distincts, et « j'oserais presque dire deux espèces différentes. Je ne crois pas qu'ils soient « susceptibles de se résoudre dans un type commun par l'effet des influences « de milieu. En effet, les milieux où vivent ces deux races sont presque identi- « ques. La différence entre elles est tellement tranchée que, bien que vivant « côte à côte dans beaucoup de localités, bien qu'il y ait entre elles des croise- « ments fréquents, il ne s'est formé nulle part une race intermédiaire durable, « et la prétendue *race Ségalas*, que tous les auteurs se croient tenus de citer d'a- « près Gronier, et qu'ils mentionnent comme intermédiaire entre le Salers et « l'Aubrac, n'a jamais existé que dans l'imagination de l'auteur. » (*Bulletins de la Société d'Anthropologie de Paris*, t. III (1868), p. 145; voir aussi *De l'Influence des Milieux sur les caractères de race chez l'Homme et les Animaux*, par l'auteur. Paris 1868, p. 15.)

de sa nature mixte paraît assurée, et sa fécondité va croissant.

Ce cas, qui sera suivi de bien d'autres, tout nous invite à le croire (1), crée une difficulté à la doctrine si habilement défendue par notre éminent collègue, et il a essayé de la lever. Forcé de reconnaître le fait, il s'est attaché à lui faire perdre sa signification au moyen d'une interprétation subtile : « Cet hybride exceptionnel », déclare le savant professeur, « doit sa perpétuation à la culture. » Et de cette circonstance il tire cette conséquence qu'une production pareille n'est pas une production naturelle !

Mais, à mon tour, demanderai-je, la culture, est-ce donc quelque chose de surnaturel? La culture ne se réduit-elle pas à l'aménagement d'un certain milieu approprié aux besoins physiologiques de la plante ou de l'animal? Et ce milieu, qui ne s'obtient ici que par les soins de l'homme, ne pourrait-il pas se produire, ne peut-il point s'être produit ailleurs spontanément? La Parmentière des Andes (sans parler de tant d'autres plantes exotiques plus délicates) et le Serin des Canaries, peuvent-ils donc se reproduire sous notre climat autrement que par la main de l'homme? Non; et l'on se garde bien d'en conclure cependant que ces espèces soient des produits artificiels que renierait la Nature, qu'elle refuserait de reconnaître pour siens.

En expliquant la constitution et la conservation de l'hybride Froment-Ægilops par la vertu du milieu spécial artificiellement créé à cette nouvelle espèce, M. de Quatrefages admet implicitement que, à la faveur d'un milieu adéquat, tels autres hybrides, jusqu'à ce jour stériles ou instables, pourraient devenir et féconds et stables. La fécondité et la fixité des créations hybrides ne seraient donc pas une chose dont la nature eût absolument horreur :

(1) M. Gayot a obtenu une race de Léporides (hybrides du Lièvre et du Lapin) s'entretenant par elle-même. C'est du moins ainsi que vient d'en juger la Société d'Acclimatation, par l'organe de sa commission des récompenses pour 1870, et elle a décerné à l'habile expérimentateur le prix qu'elle avait proposé pour ce croisement.

l'usage d'un certain régime suffirait peut-être, dans nombre de cas, pour assurer l'une et l'autre. Et ne voyons-nous pas d'autre part les qualités reproductrices des races métisses et des races pures elles-mêmes être profondément affectées et troublées par les circonstances du monde ambiant? Le pays de l'Inde n'est-il pas impropre à la reproduction de l'Homme européen, et les métis du Blanc et du Noir, féconds partout ailleurs, ne sont-ils pas frappés de stérilité sous certains climats ?

De ces rapprochements il se dégage, ce me semble, une indication lumineuse qui permettra de ramener à sa juste valeur, à sa stricte portée, à sa signification physiologique exacte, la différence dans l'affinité de reproduction, incontestablement très-grande, qui distingue les unités du groupe *genre* des unités du groupe *espèce*. Cette importante indication, c'est M. de Quatrefages lui-même qui la constate et qui s'applique à la mettre en relief. L'histoire du Froment-Ægilops lui suggère les réflexions suivantes :

« Voilà bien un exemple », dit ce naturaliste, « de l'influence que « peut avoir la culture, qui n'est autre chose que la domestication « des plantes, sur la fécondité des végétaux. De même que la fé- « condité des animaux domestiqués, celle des plantes cultivées « s'accroît généralement; c'est ce qui est arrivé pour l'*Ægilops* « *triticoides* recueilli et soigné par M. Fabre. Placée plus loin des « champs de blé que bien d'autres pieds qui recevaient le pollen « du froment sans être fécondés par lui, cette plante seule en a ce- « pendant éprouvé l'action fertilisante.

« Au reste », poursuit l'éminent professeur, « l'influence de la « culture sur les fonctions reproductrices des végétaux est bien « évidente dans plusieurs cas. En voici un qui a été signalé par « M. Godron. Les hybrides du *Primula acaulis* et du *Primula of-* « *ficinalis* sont souvent féconds dans le jardin botanique de Nancy. « M. Godron les y croise assez facilement avec l'une des deux « espèces, de manière à obtenir des hybrides quarterons. Or, on ne

« rencontre aucun de ces derniers aux environs de Nancy, dans les « bois, qui renferment cependant un grand nombre d'hybrides de « première génération. » (Cours d'Anthropologie de M. de Quatrefages, dans la *Revue des Cours scientifiques* de 1869, p. 89.)

L'influence du milieu sauvage restreint la fécondité des alliances entre les formes dissimilaires; le milieu domestique développe cette aptitude. Ce principe admis, il n'y a plus lieu de s'étonner, ce me semble, de l'absence des espèces hybrides dans l'état de nature, et de relever ce fait comme un argument concluant contre l'assimilation de la formation des espèces à celle des races. Je le demande, cette opposition constatée entre les propriétés physiologiques des deux milieux, celui où se sont formées les espèces, et celui où se forment les races, ne suffit-elle pas pour expliquer l'opposition correspondante entre les aptitudes reproductrices des unes et des autres? Ne suffit-elle pas pour établir que les espèces peuvent n'être que de simples races constituées sous l'action du milieu sauvage, et destituées, par cette circonstance même, de l'affinité réciproque de reproduction que le milieu domestique ou cultural assure aux races formées dans son sein et qu'il restitue en partie aux espèces elle-mêmes? Et, s'il en est ainsi, comme tout l'atteste, n'est-ce pas se forger à plaisir des chimères et livrer de gaieté de cœur le champ de la science aux fantômes du merveilleux que de donner aux espèces une origine surnaturelle, alors qu'il est si naturel de voir dans ces créations l'action d'une loi générale unique, de la loi de morphogénie qui préside sous nos yeux à la formation des races?

Permettez-moi d'appeler encore et tout particulièrement votre attention sur une considération subsidiaire à l'appui de ma conclusion.

Les races enfantées par la nature sauvage étant privées, par l'action reconnue de ce milieu, de la faculté de s'allier entre elles, restent à jamais isolées; d'où s'ensuit que des myriades d'années, des milliers de siècles peut-être, s'étant écoulés depuis l'époque de leur séparation de la souche commune, ces races sœurs, quoique morphologiquement très-rapprochées encore, sont néanmoins séparées par un vaste intervalle sous le rapport généalogique. Or, Messieurs, pourquoi serait-il déraisonnable de supposer que l'éloignement extrême dans la parenté puisse avoir les mêmes conséquences sur l'affinité reproductive que la proximité extrême? Les unions entre proches parents, le fait est certain chez l'Homme quoi qu'on ait pu dire, portent en elles un germe d'infécondité et d'aberration organique qui vicie la race et la limite à une courte durée. Quelles sont les causes appréciables de ce phénomène général, quel est leur *modus agendi?* nous l'ignorons, tout comme nous ignorons la nature intime et le mécanisme des causes auxquelles est due la stérilité relative de l'hybridité. Mais, à défaut d'une explication positive, étant donné d'une part le fait de la fécondité limitée des unions entre proches et, d'autre part, celui de la fécondité sans limites des unions entre individus d'une même espèce n'étant liés par aucune parenté connue, nous n'avons garde d'en conclure que la fécondité, dans le dernier cas, atteste l'absence absolue de parenté, la négation de toute commune descendance; comment donc jugeons-nous plus légitime de conclure à la radicale séparation originelle des espèces de ce que leurs croisements sont moins heureux que ceux des races?

Oui, il est rationnel de penser que l'énorme distension des liens généalogiques existant entre les espèces exerce sur leurs unions une influence identique à celle que les liens de famille les plus étroits font peser sur les mariages consanguins; il est légitime de penser que cette influence du défaut relatif de parenté venant s'ajouter à l'action parallèle du milieu sauvage, peut rendre compte des caractères distinctifs de l'hybridité, tout comme la moyenne parenté des races, secondée par l'action propice de la domesticité, peut, en entourant leurs croisements des conditions les plus heureuses, fournir la raison de l'énergie reproductrice de ces croisements.

Ne voyons-nous pas, dans tous les ordres de faits, des causes diamétralement opposées produire des effets identiques? Le parfait et le possible se rencontrent toujours entre deux limites extrêmes, entre *le trop* et *le trop-peu*. L'acuïté et la gravité des sons, quand elles montent ou descendent au delà d'un certain degré, ont les mêmes conséquences pour notre ouïe, le résultat sensible est absolument le même dans les deux cas.

De l'aveu de nos antagonistes, la production des différences morphologiques qui séparent les espèces d'un même genre, les genres appartenant à un même ordre, etc., etc., s'expliquerait suffisamment par l'aptitude à la diversification que chaque type spécifique manifeste sous nos yeux, dans nos jardins, nos étables, nos basses-cours, et qui a pour résultat de le subdiviser en une multitude de types de race de la physionomie la plus variée; mais cette explication si naturelle et si simple rencontrait devant elle un obstacle prodigieux, l'infranchissable abîme creusé par certaines différences dans l'ordre des fonctions reproductrices entre la Race et l'Espèce. Or cet abîme, Messieurs, est une chimère, puisque la différence dans laquelle on avait cru le voir n'est pas une différence de nature, n'a rien de radical, rien d'essentiel, mais est purement une différence de degré, une simple nuance, qui ne saurait en aucune façon légitimer les conclusions exorbitantes du créationisme.

Je terminerai par l'analyse d'une objection qu'on pourrait appeler d'*ordre sentimental*. Elle a surgi en effet d'un sentiment, à mon avis exagéré et déplacé, de notre dignité humaine.

Je lis dans presque toutes les dissertations de nos adversaires que c'est ravaler l'Homme que de lui donner pour ancêtre le Singe, c'est-à-dire la Brute. Moi, je trouve plus *humain*, je le déclare, cet autre sentiment d'égalité fraternelle étendu à tout ce qui respire, qui s'exhalait des lèvres du bienheureux François, le saint séraphique, proclamant membres d'une même famille et l'homme et les animaux, et disant à la colombe : « Ma sœur ! » au loup : « Mon frère ! » Cet orgueil de race, dont le créationisme se fait le champion, me paraît d'ailleurs commettre une inconséquence étrange quand il prétend s'appuyer sur un dogme tout d'humilité, un dogme venant à nous un peu de cendre dans la main, qu'il nous jette au front avec cette apostrophe : *Memento homo quia pulvis es et in pulverem reverteris!* Si, pour hommes que nous soyons, nous ne sommes que poussière, c'est donc dès lors pour de la poussière que nous réclamons des prérogatives surnaturelles ! En vérité, s'il faut croire que tout n'est que poussière, cette morgue aristocratique d'une poussière envers une autre poussière est vraiment d'un lugubre grotesque...

Les avocats de notre orgueilleuse noblesse humaine, qui veut ne descendre que de ses pareils, s'efforcent de faire ressortir et d'exagérer les différences anatomiques existant entre l'organisme de l'Homme et celui des Singes les plus élevés. Ils mettent surtout en avant et s'évertuent à faire triompher cette thèse, à savoir, que les Primates ou Singes anthropomorphes sont moins rapprochés de l'Homme que des autres Singes, dans la série naturelle.

Il y a là certainement une méprise, une distraction : étant acquis au débat que l'Homme appartient à la progression animale, qu'importe que les espèces qui sont nos voisines immédiates sur cette échelle dont nous occupons le sommet soient à une plus grande distance de nous que de leurs inférieurs prochains? L'Orang et le Gibbon ne seront-ils pas dans tous les cas beaucoup moins éloignés de nous que de la plupart des autres degrés de la série? Supprimez par la pensée tous les singes autres que les anthropomorphes, et ceux-ci, dès lors, cela est bien clair, n'ont pas de plus proche parent que nous.

Et d'ailleurs, je me demande au nom de quelle loi zoologique scientifiquement établie on pourrait nier que la lacune sérielle existant aujourd'hui entre le type simien supérieur et l'Homme ait été remplie, aux époques paléontologiques, par des chaînons interposés... Tout, dans la science, sollicite et autorise l'opinion contraire.

La doctrine de la création des espèces n'a donc aucun intérêt à poursuivre, la loupe en main, les menus caractères différentiels jusqu'à ce jour inaperçus qui peuvent accroître une distinction évidente et incontestée entre la structure humaine et la structure anthropoïdienne. M. de Quatrefages a bien compris ce qu'une telle préoccupation a d'illusoire : aussi n'est-ce pas sur des différences anatomiques minimes, mais sur une disproportion immense dans le développement de l'être mental, qu'il a entrepris de fonder le Règne Humain.

Oui, Messieurs, cette disproportion dont il s'agit est en effet immense ; toutefois, pas plus que les nuances anatomiques sur lesquelles on insiste tant, elle n'a aucune valeur pour faire rejeter, pour marquer même d'une simple présomption défavorable, la doctrine qui, au lieu de demander la création de l'Homme au miracle, nous la découvre dans une modification progressive de certains types antérieurs.

Vous n'avez pas oublié ce tableau de la civilisation moderne peint par notre distingué collègue M. Rochat, avec des couleurs si variées et si brillantes, et dont le but était de faire apparaître à nos yeux, dans tout son éclat, le contraste de la grandeur de l'Homme comparée au néant de tout le reste de l'animalité (1).

M. Eugène Dally a déjà dénoncé le vice de ce parallèle ; je ne ferai que paraphraser sa réfutation en disant que, pour avoir la mesure comparative de l'Homme et de l'Anthropomorphe, ce n'est

(1) Voir *Bulletin de la Société d'Anthropologie*. T. IV (1869), p. 28.

point l'Athénien du siècle de Périclès, ou l'Européen de l'âge de la vapeur et de la télégraphie électrique, qu'il est juste de prendre pour terme de comparaison. Nous pourrions aussi à notre tour chercher ailleurs un type de l'humanité, et choisir le Bushman, l'Australien, ou l'indigène de quelque autre tribu plus infime encore possédant à peine — et parfois ne possédant du tout — l'instinct de se faire des abris, et vivant dans les forêts avec les bêtes, dont il partage l'existence et les mœurs. Que M. Rochat et ses amis veuillent bien nous dire si, entre cet homme — qui est pourtant bien un homme — et l'autre homme, qu'ils exaltent à si juste titre, il n'y a pas plus loin, au point de vue du développement intellectuel, moral et social, qu'entre le premier et les plus hauts singes...?

Oui, même sur ce terrain de l'intelligence, de la moralité, de l'organisation sociale, de la science et des arts, qui est le terrain propre de l'Homme, il y a plus loin en réalité d'Homme à Homme que d'Homme à Singe.

A ces considérations j'en ajouterai une autre d'une portée plus directe et d'un caractère plus purement scientifique.

Admettons-le : par ses incomparables attributs psychiques, l'Homme s'élève — ou du moins il *peut* s'élever — à une supériorité incommensurable. Mais cette suréminence, il faut se demander où il la puise, d'où elle dérive : est-ce, comme on le prétend, de l'origine et de la nature surnaturelles de cette créature faite à l'image de Dieu ? Détournons-nous de ces stériles et vides hypothèses, et consultons plutôt les lois de la physiologie.

Celles-ci nous apprendront que le splendide et incomparable épanouissement de la puissance mentale dans l'Homme est le couronnement d'une œuvre organogénique longuement et sourdement élaborée dans les espèces inférieures ; que c'est l'explosion soudaine de tout un ensemble de facultés jusque-là latentes, qui a été déterminée par un nouveau progrès, en soi à peine sensible peut-être, survenu dans le développement somatique du type animal le plus prochain. La fleur et le fruit diffèrent aussi, avec tout autant d'éclat, de la feuille et de l'épine ; et ils ne sont toutefois qu'une réunion de feuilles ou d'épines modifiées! Mais j'aurai recours à une autre analogie plus saisissante : L'adulte humain ne s'élève-t-il pas au-dessus de l'enfant à une hauteur immense comparable à la supériorité de l'Homme sur le Singe? Sans doute; et pourtant l'on n'a garde d'en conclure à une différence essentielle, à une opposition de nature, entre l'adulte et l'enfant. Celui-là est dans le plein exercice des pouvoirs et des fonctions dévolus à la nature humaine ; celui-ci possède aussi les uns et les autres, mais à l'état virtuel, à l'état d'incubation ; l'un est un Homme, et un Homme *en acte*, — l'autre n'est qu'un Homme *en puissance*, mais néanmoins c'est aussi un Homme! Et quel est l'intervalle organique qui sépare ces deux états de vie si tranchés? C'est un dernier degré, un dernier instant à franchir, dans le développement des organes de l'impubère; et, cela fait, ces organes, jusque-là inertes, et tout un ensemble de désirs, d'émotions, d'impulsions et d'idées qui dormaient avec eux, tout cela va s'éveiller à la vie, et réaliser d'un coup et de toutes pièces un être entièrement nouveau !

Et, pareillement, l'extension la plus légère apportée au développement spécifique des organes du Singe le plus élevé a pu faire franchir à celui-ci, d'un seul pas et en un moment, toute la distance qui sépare la Brute de l'Homme.

III

ORIGINE ET FINALITÉ

L'étude suivante fait partie d'un travail, en voie de publication, qui portera le titre d'*Ontologie et Psychologie Physiologique;* je crois devoir reproduire ici cette esquisse, qui peut servir de conclusion à ce qui précède. Le chapitre qui va suivre n'ayant pas été écrit pour le présent ouvrage, on y retrouvera quelques citations déjà données plus haut. Les supprimer eût nécessité tout un remaniement de rédaction que nous n'avons pas cru nécessaire.

Les croyances de la théologie démonologique qui, à la faveur de l'équivoque du mot Dieu, ont envahi la théologie ontologique et en ont obscurci et altéré si profondément les principes, sont aujourd'hui encore un obstacle au développement des sciences naturelles.

Le monothéisme vulgaire, devenu celui de nos philosophes, est en effet le produit d'une méprise des plus bizarres. Cette méprise, je l'ai déjà fait remarquer ailleurs (1), c'est de réaliser, d'individualiser et de personnifier le concept métaphysique de la *substance pure ;* c'est de transformer la notion d'*une commune étoffe*, d'*une unique espèce d'éléments premiers*, dont toutes choses seraient faites, en un personnage singulier, en un suprême arbitre solitaire, créateur, législateur et gouverneur tout-puissant de l'Univers, et relevant seulement de son bon plaisir. C'est au nom d'une telle conception, c'est-à-dire d'une telle confusion d'idées passée à l'état de dogme, que nos soi-disant théistes se flattent d'expliquer l'origine des êtres par un mot : *la Création !*

Repoussés par cette doctrine, les prétendus athées s'en écartent à tel point qu'ils versent à leur tour sur la pente contraire : ils nient l'existence d'un ordre, d'un Logos souverain et universel régnant

(1) Voir ci-dessus, p. 73.

sur le monde et enchaînant tous les faits les uns aux autres, dans le temps et dans l'espace, par le lien logique. Au mot *création*, ils répondent de leur côté par un autre mot, et c'est bien le mot le moins philosophique du dictionnaire : *le Hasard !*

Si inconciables que nous apparaissent les termes de cette antinomie, ils ont néanmoins leur synthèse dans une conception supérieure, qui est en même temps la solution du problème vainement essayé de part et d'autre. Cette synthèse est à venir; mais on l'aperçoit déjà dans le lointain et, avec quelque attention, on peut, si je ne me trompe, en distinguer dès à présent les linéaments principaux. C'est ce que je tâcherai de démontrer dans l'étude suivante, qui consiste simplement en quelques notes prises sur deux ou trois ouvrages traitant de *l'origine des espèces*, cette grande question du jour.

Dans une de ses leçons, publiée en français dans la *Revue des Cours scientifiques* (n° du 2 mai 1868), M. Louis Agassiz, le célèbre naturaliste de l'Université de Cambridge (États-Unis), s'est exprimé en ces termes :

« Rien dans le règne inorganique », dit l'illustre professeur, « n'est de nature à nous impressionner autant que l'unité de plan « qui apparaît dans la structure des types les plus différents. D'un « pôle à l'autre, sous tous les méridiens, les Mammifères, les Oi- « seaux, les Reptiles, les Poissons, révèlent un seul et même plan de « structure. Ce plan dénote des conceptions abstraites de l'ordre « le plus élevé ; il dépasse de bien loin les plus vastes généralisa- « tions de l'esprit humain, et il a fallu les recherches les plus labo- « rieuses pour que l'Homme parvînt seulement à s'en faire une « idée. D'autres plans non moins merveilleux se découvrent « dans les Articulés, les Mollusques, les Rayonnés, et dans les « divers types des plantes. Et cependant ce rapport logique, « cette admirable harmonie, cette infinie variété dans l'unité, voilà

« ce qu'on nous représente comme le résultat des forces auxquelles « n'appartiennent ni la moindre parcelle d'intelligence, ni la fa- « culté de penser, ni le pouvoir de combiner, ni la notion du temps « et de l'espace. Si quelque chose peut placer, dans la nature, « l'Homme au-dessus des autres êtres, c'est précisément le fait « qu'il possède ces nobles attributs. Sans ces dons portés à un très- « haut degré d'excellence et de perfection, aucun des traits géné- « raux de parenté qui unissent les grands types du règne animal « et du règne végétal ne pourrait être ni perçu ni compris. Com- « ment ces rapports auraient-ils donc pu être imaginés, si ce n'est « à l'aide de facultés analogues? Si toutes ces relations dépassent « la portée et la puissance intellectuelle de l'Homme, si l'Homme « lui-même n'est qu'une partie, un fragment du système total, com- « ment ce système aurait-il été appelé à l'être s'il n'y a pas une in- « telligence suprême, auteur de toutes choses? »

Cette défense éloquente de la thèse créationiste peut bien paraître concluante à des esprits superficiels ou peu attentifs, mais, vue de près, elle supporte à peine l'examen; ce n'est qu'un paralogisme d'un bout à l'autre.

Et d'abord, M. Agassiz a tort de poser en fait la *perfection* comme le sceau qui marquerait invariablement toutes les *œuvres du Créateur*. Non-seulement l'*imperfection* est le lot de tous les individus, mais les types spécifiques eux-mêmes en sont tous plus ou moins entachés. C'est là une vérité reconnue désormais par tous les biologistes qui ne subordonnent point l'autorité de l'observation à celle des théories préconçues. Une courte citation de M. H. Helmholtz à ce sujet :

« Ce que nous avons trouvé d'inexactitudes et d'imperfections « dans l'appareil optique et dans l'image rétinienne n'est plus rien « en comparaison des incongruences que nous venons de rencon- « trer dans le domaine des sensations. On pourrait dire que la na- « ture se soit complu à accumuler les contradictions pour enlever

« tout fondement à la théorie d'une harmonie préexistante entre le « monde extérieur et le monde intérieur. » (*Conférence sur les progrès récents dans la théorie de la vision*, publiée dans la *Revue des Cours scient.*, du 24 avril 1869, p. 332.)

Tel est le jugement de l'éminent professeur de physiologie de l'Université de Heidelberg, l'un des trois ou quatre physiologistes les plus marquants de cette époque.

Toute exagération à part, on peut affirmer que l'imperfection fourmille dans la nature vivante, et qu'elle y atteint la limite extrême au delà de laquelle la vie cesse d'être possible.

Nous pouvons déclarer en second lieu qu'il est une chose qui certainement surpasse la nature en excellence, et cette chose, c'est *L'AME*. N'est-ce donc pas cette âme qui trouve en soi le prototype de l'idéal, l'étalon de la bonté et de la beauté absolues, au moyen duquel elle mesure l'ouvrage de la nature et en relève les défauts ? Est-ce que la Création, avec ses monstres hideux et cruels, avec ses difformités, ses laideurs et ses douleurs, avec ses iniquités et ses atrocités sans nombre et sans mesure, n'aurait pas lieu de rougir devant les chefs-d'œuvre de l'art grec, et, bien plus encore, devant la beauté morale d'un Jésus ?

On peut dire que M. Agassiz et tous les admirateurs de la Création sont sous le charme d'une sorte d'illusion d'optique intellectuelle qui leur fait apparaître les choses dans un complet renversement de leurs rapports véritables ; car le légitime objet de leur admiration, que ces *dilettanti* de la Nature placent au dehors, c'est en réalité en eux-mêmes qu'il existe, et non pas ailleurs. Ce mode *sui generis* d'affection des sens que nous appelons *couleur*, n'est-il pas en nous entièrement et uniquement ? Oui, ce sont aujourd'hui tous les physiciens qui l'attestent ; et il en est de même de toutes les autres spécificités sensibles de la matière : odeur, saveur, etc. ; elles sont extrinsèques à cette matière, et toutes ces qualités n'ont de réalité qu'en nous. Et maintenant, ce qui est vrai des qualités *perceptibles* du monde, ne l'est-il pas également, et *à fortiori*, de ses qualités *conceptibles?* et ne l'est-il pas encore, par la même raison, de ses qualités esthétiques, qui nous le font admirer? Oui, tout cela est véritablement en nous, tout cela est dans le *moi*, tout cela fait partie du moi, et si nous rapportons ces attributs au *non-moi*, c'est par l'effet d'un mirage.

Le lecteur ne me saura pas mauvais gré de lui citer à ce propos les paroles suivantes d'un philosophe qui parle avec l'autorité d'un physiologiste et d'un médecin spécialiste renommé dans son art. Le docteur Szokalski, professeur d'oculistique, s'exprime ainsi dans son beau *Mémoire sur les Sensations des Couleurs* (Paris, 1839, p. 18):

« Les savants, en décomposant les rayons lumineux, en cherchant « les lois de réflexion, de réfraction, de polarisation, etc., ont tota- « lement perdu de vue qu'ils avaient entre les mains les moyens de « produire les couleurs, et non les couleurs elles-mêmes. Nous ne « connaissons, nous ne pouvons connaître le monde extérieur que « par la manière dont il agit sur nous; mais, accoutumés depuis « les premiers moments de notre existence à voir certains objets « exercer toujours et invariablement les mêmes modifications, ces « changements, ces modifications qui nous appartiennent en pro- « pre, et à nous seuls, nous les rattachons aux objets eux-mêmes, « et nous nous considérons comme des êtres entièrement passifs, « tandis que l'activité forme la partie la plus essentielle de notre « être. Nous nous dépouillons ainsi volontairement du plus beau de « nos droits, de notre plus belle prérogative, pour en revêtir le « monde qui nous entoure. Non, c'est l'Homme qui souffle conti- « nuellement l'âme à cet amas mystérieux qu'il appelle Univers; « c'est l'Homme qui a créé les formes pour son tact, le jour, la nuit « et les couleurs pour son œil, les sons pour son oreille, les saveurs « et les odeurs pour son goût et son tact. »

Cette multitude de combinaisons si savamment ordonnées, ces

rapports gradués et systématiques de ressemblance et de dissemblance que M. Agassiz contemple avec tant d'enthousiasme dans le monde de la matière organisée, sont donc réellement en nous, on ne saurait trop le répéter; oui, en nous, comme le lumineux est en nous, comme le sonore est en nous, comme le chaud est en nous, etc. Ce qui appartient au monde, ce qui est le propre de l'objectivité, c'est purement et simplement le pouvoir de réveiller, de faire passer de la puissance à l'acte, dans l'être subjectif, dans le moi sensitif et intellectif, ces sensations et ces idées que celui-ci porte en soi, et où elles préexistent de toute éternité.

Ainsi la merveille de cet ensemble de relations taxinomiques, bien qu'incomplétement accessible à notre entendement borné — borné par une organisation physique imparfaite — c'est néanmoins dans l'âme elle-même, c'est dans l'éternelle monade, qu'il la faut admirer; et comme, de l'avis unanime de nos physiciens, il est absurde d'admettre que la force simple, que l'unité dynamique élémentaire, c'est à-dire la monade, c'est-à-dire l'âme, ait été créée, il faut que M. Agassiz et ses amis renoncent à voir dans ce qui est la propriété de l'âme la preuve d'une création du monde par voie de décret divin.

M. Agassiz se récrierait, sans aucun doute, si je lui reprochais de croire que deux et deux ne font quatre, que deux quantités égales à une troisième ne sont égales entre elles, que la somme des trois angles d'un triangle n'est égale à deux angles droits, uniquement que parce qu'il a plu au Créateur d'en décider ainsi. L'éminent naturaliste m'apprendrait au besoin que de telles vérités existent de soi, que ce sont là des rapports logiques, et partant nécessaires, et placés au-dessus de tout pouvoir arbitraire. Eh bien, deux mots suffiront maintenant pour mettre à nu l'inanité du motif principal sur lequel ce penseur se fonde pour faire de la création des règnes organiques un acte de la libre volonté du Tout-Puissant. Car c'est bien dans le *bon plaisir* d'un suprême arbitre que le créationisme voit la loi qui régit les rapports d'organisation des êtres vivants. La déclaration suivante, que je suis confondu de rencontrer sous la plume d'un philosophe, est bien de M. Agassiz.

« Quelques naturalistes », écrit-il, « ont néanmoins déjà poussé « le parallèle entre la structure des animaux bien au delà des limites « assignées par la nature, et s'efforcent de démontrer que toutes les « conformations sont susceptibles d'être ramenées à une norme « unique. Ils soutiennent, par exemple, qu'il n'y a pas un os chez un « Vertébré quelconque qui n'ait son équivalent dans une autre es- « pèce de ce type. *Supposer une aussi grande conformité, c'est, en « définitive, refuser au Créateur, dans l'expression de sa pensée, « une liberté dont jouit l'homme lui-même.* » (*De l'Espèce, op. cit.*, p. 28.)

La science profonde, la science merveilleuse dont témoigne le système des rapports biotaxiques, voilà ce qui démontre avec évidence à notre naturaliste philosophe que ce système a eu pour auteur une volonté individuelle, et qu'un tel plan n'a été mis à exécution qu'après avoir été *mûrement délibéré !* « Le plan de la création « tout entière », dit-il en propres termes, a été mûrement délibéré « et arrêté longtemps avant d'être mis à exécution. » (*De l'Espèce, op. cit.*, p. 113.)

Mais, demanderai-je à M. Agassiz, le système des rapports qui constituent les lois du nombre et de l'espace, le plan des lois mathématiques, en un mot, est-il donc moins savant, porte-t-il moins la marque de l'intelligence que le plan des lois zoologiques ou botaniques ? Et si le savoir profond qui, dites-vous, se révèle dans l'économie de ce dernier atteste qu'il a été *mûrement délibéré* et *librement exécuté* par *une intelligence suprême, auteur de toutes choses*, comment n'en serait-il pas de même du premier ? Si les vérités naturelles sur lesquelles la zoologie et la botanique systématiques sont établies ont été créées et mises au monde, comme vous le prétendez, « par le seul *fiat* du Tout-Puissant » (*De l'Espèce, op. cit.*,

p. 20), pourquoi les vérités géométriques, arithmétiques et algébriques ne seraient-elles pas, elles aussi, l'œuvre toute facultative de ce *fiat* libre et omnipotent?

« La coïncidence croissante entre nos systèmes et celui de la na-« ture prouve d'ailleurs », écrit Agassiz, « que les opérations de l'es-« prit de l'homme et celles de l'esprit de Dieu sont identiques; on « s'en convaincra davantage si l'on songe à quel point extraordi-« naire certaines conceptions *à priori* de la nature se sont, en dé-« finitive, trouvées conformes à la réalité des choses, quoi qu'en « aient pu dire d'abord les observateurs empiriques. »

La vérification de ces conceptions *à priori* de l'ordre naturel ne témoigne pas, j'imagine, que cet ordre naturel soit une création arbitraire; cette vérification expérimentale d'un plan des lois du monde trouvé par notre intelligence dans elle-même, n'atteste-t-elle pas au contraire, de la manière la plus décisive, la *nécessité logique* de ces lois? Certes, ce n'est pas en partant de l'idée d'un législateur arbitraire que les auteurs de ces spéculations rationnelles auraient réussi à déterminer par avance des phénomènes cachés ou à venir. Non, mais c'est en mettant leur confiance entière en la toute puissante, immuable et éternelle logique.

Pour nous consoler des égarements du naturaliste philosophe de Boston, écoutons un moment la parole d'un autre naturaliste philosophe que l'Amérique est également glorieuse de posséder. Nous trouvons les lignes suivantes dans la *Physiologie statique et dynamique de l'Homme*, du Dr John William Draper :

« Les lois de la nature étant fondées sur la raison pure, elles sont « absolument invariables. Elles seules ne peuvent changer entre « toutes les choses qu'il nous est donné de contempler (1). »

M. Paul Janet, qui n'a pas l'autorité de M. Agassiz en histoire

(1) *Human Physiology, statical and dynamical, by* JOHN WILLIAM DRAPER, M. D. LL. D. *professor of Chemistry and Physiology in the University of New-York.* New-York, 1856, 1 vol. in-8, p. 270.

naturelle, mais qui prend sa revanche sur le terrain de la Philosophie, s'exprime ainsi à son tour au sujet de la Création :

« Les naturalistes », dit-il, « se persuadent qu'ils ont écarté les « causes finales de la nature lorsqu'ils ont démontré comment cer- « tains effets résultent nécessairement de certaines causes données. « La découverte des causes efficientes leur paraît un argument « décisif contre l'existence des causes finales. Il ne faut pas dire, « selon eux, « que l'oiseau a des ailes *pour* voler, mais qu'il vole « *parce qu*'il a des ailes ». Mais en quoi, je vous prie, ces deux « propositions sont-elles contradictoires ? En supposant que l'oi- « seau ait des ailes pour voler, ne faut-il pas que le vol résulte de « la structure des ailes ? Et ainsi, de ce que le vol est un résultat, « vous n'avez pas le droit de conclure qu'il n'est pas un but. Fau- « drait-il donc, pour que vous reconnussiez un but et un choix, « qu'il y eût dans la nature des effets sans cause, ou des effets dis- « proportionnés à leurs causes ? Des causes finales ne sont pas des « miracles ; pour atteindre un certain but, il faut que l'auteur des « choses ait choisi des causes secondes précisément propres à l'effet « voulu. Par conséquent, quoi d'étonnant qu'en étudiant ces causes, « vous puissiez en déduire mécaniquement les effets ? Le contraire « serait absurde. » (*Le Matérialisme contemporain*, un vol. in-18. Paris, 1864, p. 133.)

M. le Dr Chauffard, dans le *Correspondant* du 10 juillet 1868, cite ce passage de M. Janet en même temps que les passages d'Agassiz reproduits ci-dessus, comme autant de témoignages contre la doctrine de l'origine *naturelle* des espèces. En vérité, M. Chauffard se fait bien illusion en croyant trouver là un appui pour sa thèse !

M. Janet accorde que, « pour atteindre un certain but, il faut que l'auteur des choses (passons sur cette expression) ait choisi des causes secondes précisément propres à l'effet voulu » ; et des causes telles « qu'en étudiant ces causes, nous puissions en déduire mécaniquement les effets. » Qui plus est, admettre que le contraire puisse avoir lieu, est déclaré « absurde » par ce philosophe théiste. M. Janet se prononce donc, par cela même, contre l'hypothèse de la création des espèces par l'action *immédiate* de « l'auteur des choses », autrement dit, de la cause infinie ; et conséquemment ce philosophe fait rentrer la création des animaux et des plantes, aussi bien que la création des minéraux et des espèces géologiques, sous une commune loi de genèse naturelle pouvant être mécaniquement *induite* de ces phénomènes.

Que la Cause Éternelle ait créé couche par couche et molécule par molécule les énormes strates de la formation jurassique, qu'elle ait accumulé, caillou sur caillou, grain de sable sur grain de sable, les masses du diluvium, et qu'elle ait charrié un par un tous les blocs erratiques, de la cime des montagnes, où ils ont pris naissance, jusqu'au fond des plaines où nous les trouvons disséminés, cela n'est pas douteux, et en douter, qui plus est, serait inepte ; mais quand le géologue parle des causes de ces phénomènes, c'est de leurs causes prochaines, c'est de leurs causes efficientes qu'il entend parler, et ce sont seulement ces causes secondes qui font l'objet de la géologie spéculative.

Et pareillement de la zoologie : que la création de l'huître ou celle de l'homme remonte de degré en degré à la Cause Éternelle, cela ne peut faire question ; mais que cette cause créatrice infinie ait produit l'homme, l'animal, la plante, sans l'intermédiaire de causes secondes, est « impossible et absurde », suivant le jugement de M. Janet ; oui, impossible et absurde, au même titre que la *création immédiate* des montagnes et des vallées, des galets arrondis et polis, et des sinueux cours d'eau.

Ce sont ces causes efficientes que posent en principe et que cherchent à déterminer certains zoologistes contemporains, afin de compléter la Zoologie, science jusqu'ici purement descriptive, en constituant enfin la *Zoogénie*, pour ne pas rester plus longtemps en arrière des géologues, qui, dans ces derniers temps, ont ajouté à la *Géognosie* la *Géogénie*. Et ce sont pourtant de tels efforts, marqués d'un caractère si philosophique, si rigoureusement scientifique, que des naturalistes éminents, comme Agassiz, que d'intelligents et savants médecins, comme M. Chauffard, s'appliquent à décourager ! Plaignons ces hommes distingués, qui servent d'ailleurs la science à d'autres égards, d'avoir tenu à honneur d'être les derniers à la combattre dans les efforts qu'elle ne cesse de faire, depuis quelques milliers d'années, pour rompre les entraves de la superstition.

Que ces éminents créationistes réfléchissent à une chose : Ce que la fausse théologie affirme encore aujourd'hui de la genèse des espèces organiques, déclarant que la formation de ces types est un acte direct du Créateur, elle l'affirmait autrefois, et naguère encore, de la genèse du règne inorganique lui-même. Dieu n'avait-il pas créé les minéraux, tout comme les animaux, par un acte instantané de sa volonté toute puissante ? Et n'ai-je pas entendu de graves docteurs en théologie, mis en présence d'une immense forêt fossile découverte dans l'ouest des États-Unis, soutenir sans hésitation que ces innombrables arbres de pierre, dont l'œil distingue encore les essences, ne furent jamais des arbres vivants, des arbres véritables, et qu'il ne faut y voir que du marbre qu'il a plu à la suprême fantaisie créatrice de sculpter en cèdres ou en sapins ? Ces créationistes absolus, radicaux, irréconciliables, ont du moins le mérite d'être conséquents ; les créationistes modérés de l'école de M. Agassiz et de M. Chauffard ont le double tort de poser un principe faux et d'en tirer des conclusions fausses.

Si la théorie pseudo-théologique de la Création est une erreur, la doctrine *athée*, qui explique l'origine des choses par un autre miracle, le *hasard*, me semble tout aussi peu raisonnable et tout aussi funeste. Je vais en dire quelques mots.

« La betterave n'est point faite pour nourrir le bœuf ou pourvoir à l'alimentation des sucreries indigènes », a écrit quelque part M. Cl. Bernard, si je me souviens bien. Et pas davantage, sans doute, l'illustre biologiste n'admettrait-il que les dépôts de houille de la Grande-Bretagne aient mis des centaines ou des milliers de siècles à s'accumuler au fond des vallées de l'âge paléozoïque, et que les flancs de la terre aient tenu en réserve ce précieux dépôt durant un temps bien plus long encore, aux fins de mettre un jour en mouvement les machines à vapeur de l'Angleterre moderne, de faire filer sa cotonnade et de faire voguer ses steamers. Mais quelle raison pourrait-il alléguer, au bout du compte, pour faire rejeter cette opinion comme irrationnelle ?

Tout physiologiste est bien forcé de convenir qu'un œuf et une graine, ainsi que les différentes parties qui les constituent, ont leur raison d'être, leur explication et leur fin naturelles dans les phénomènes embryogéniques, et qu'ils sont *préadaptés* à ces phénomènes. Peut-on ne pas admettre que le jaune d'un œuf de poule, son albumen et sa coque soient destinés à concourir au développement éventuel du germe de poulet qui leur est associé? Il y a donc, c'est incontestable, un certain rapport, et un rapport bien précis et bien positif, de finalité, entre les divers constituants de l'œuf et les différents besoins de l'évolution embryonnaire auxquels ils sont plus ou moins exactement appropriés.

Cela étant, ne peut-on pas, sans se faire taxer de creuse rêverie, considérer notre planète à l'instar de l'œuf lui-même, et voir dans ce qu'elle nous offre, tant à l'intérieur de ses couches qu'à sa surface, un caractère de préadaptation naturelle, soit immédiate, soit éloignée, relativement à des faits ultérieurs dont elle sera un jour le théâtre? Cette vue analogique permettrait de ramener la genèse des espèces animales et végétales à un fait commun d'embryogénie et d'organogénie, et de faire leur part au *providentialisme* et au *naturalisme* actuellement aux prises sur cette question. Je vais ébaucher la discussion de mon hypothèse.

M. le Dr Sales-Girons, dans son journal, la *Revue Médicale*, fait une objection fort grave à M. le Dr Onimus, l'auteur de certaines expériences par lesquelles ce dernier se flatte d'établir que de la matière non organisée, amorphe, on peut faire naître *sine ovo* des organismes vivants, des cellules, des leucocytes. A quelle espèce d'animal ou de végétal appartiendront ces produits artificiels? demande fort habilement M. Sales-Girons. Seront-ils de l'espèce Chien, de l'espèce Lapin, de l'espèce Chou ou de quelque espèce nouvelle? car, ajoute notre savant confrère, ils doivent se rattacher forcément à une certaine espèce animale ou végétale déterminée... Cela posé, *qu'est-ce qui fera* que ces productions organiques appartiendront à une certaine espèce plutôt qu'à toute autre? A quelle source ces produits vivants, ces organismes animaux ou végétaux artificiels puiseront-ils leurs caractères spécifiques, puisque, par hypothèse, ils n'auront pu les tirer d'aucun parent?

Cependant, M. Sales-Girons est bien forcé de reconnaître, tout comme son contradicteur de l'école matérialiste et athée, qu'il fut un temps où n'existait encore sur notre globe aucun organisme vivant, aucune matière organisée; mais cette apparition première de la vie, et celle de chaque espèce d'animaux ou de plantes, s'expliquent suffisamment, pour l'écrivain théiste de la *Revue Médicale*, par la toute puissante volonté du Créateur, par le seul *fiat* du Tout-Puissant, suivant la nette expression de M. Agassiz. En un mot, sur cette question de l'origine des espèces, comme sur toute autre, le miracle de la création, telle est l'*ultima ratio* et la souveraine ressource de notre philosophie théiste *à quia*.

Mais, à son tour, que pourrait répondre une philosophie libre de tout préjugé et ne s'inspirant que de la méthode scientifique? Le fait d'un premier commencement de la vie sur le globe est certain, incontestable, incontesté : comment réussir à se rendre compte de ce fait unique sans admettre l'intervention d'un agent surnaturel quelconque? A cette question, répondre que nous n'en savons rien au juste et qu'on n'en saura jamais rien peut-être avec certitude, c'est par là qu'il convient de commencer. Mais faut-il ajouter avec les Positivistes, et nommément avec M. A. Sanson, mon savant collègue de la Société d'Anthropologie, que *cela ne nous regarde pas*, et que la science n'a pas à se poser de tels problèmes? Ah! si la science n'eût jamais écouté que de tels préceptes, elle n'aurait pas encore quitté son berceau, elle serait encore enserrée, emprisonnée dans les langes! Pour ne pas remonter plus haut que l'époque actuelle, et pour n'y prendre qu'un seul exemple, n'est-il pas vrai que si Lyell, Murchisson et autres se fussent interdit la curiosité des origines, suivant les conseils magistralement formulés par M. Littré et M. Sanson, la *géologie dynamique*, cette grande conquête de la science moderne, serait encore à créer? Spéculons donc sur l'origine des corps organisés, et nous n'aurons peut-être pas moins de succès que les géogénistes n'en ont eu en spéculant sur l'origine des formes inorganiques de notre globe. En attendant, je pose mon hypothèse, non pour l'imposer, mais pour la faire mettre à l'ordre du jour de la discussion scientifique; je la rejetterais sans peine et sans hésiter en présence de toute réfutation concluante. Mais jusque-là je la considère comme infiniment plus satisfaisante qu'aucune de celles entre lesquelles les savants ont été jusqu'à présent réduits à faire leur choix. Et cela dit, j'appelle toute l'attention du lecteur sur les considérations qui vont suivre.

Spiritualistes et Matérialistes, Théistes et Athées, tous reconnaissent que les individus actuels de chaque espèce tirent leurs caractères spécifiques de leurs parents, et que tous ces caractères sont contenus en puissance dans chacun des germes respectifs, la nature spécifique du poulet étant virtuellement entière dans le germe de l'œuf de poule, la nature spécifique du chêne étant virtuellement entière dans le germe du gland, etc., etc.

Voici encore deux vérités biologiques fondamentales hors de conteste :

Premièrement, la transmissibilité des caractères spécifiques par la voie de la génération ;

Secondement, l'existence *potentielle* et latente de tous ces caractères dans un *germe* qui par lui-même n'en possède *actuellement* aucun ; c'est-à-dire le double fait, en apparence contradictoire, de l'*existence virtuelle* de ces caractères et de leur *non-existence actuelle* dans une certaine masse de matière appelée œuf, graine, spore, bourgeon, cellule, etc.

Eh bien, il ne faut pas d'autre postulat pour rendre compte de l'apparition première sur la terre des différentes formes spécifiques de la vie. Toutes ces formes diverses, toutes ces espèces végétales, toutes ces espèces animales, et tous ces organismes élémentaires, peuvent être considérés d'une manière fort plausible comme les organes distincts et diversiformes d'un même grand organisme dont le germe aurait été inhérent au noyau du globe terrestre.

Objecterez-vous que ce noyau — une bulle de gaz peut-être — ne présentait aucune analogie de composition avec aucune des innombrables formes vivantes qui ont apparu à la fois ou se sont succédé sur la surface de la terre?

Qu'importe? vous répondrai-je; auriez-vous découvert par hasard dans la constitution d'un germe humain une similitude, une analogie de conformation, de structure et de composition quelconque avec l'homme lui-même, et pouvant vous faire comprendre comment celui-ci est contenu virtuellement tout entier dans celui-là? Rappelons à ce propos une réflexion du grand physiologiste et zoologiste Jean Mueller, que nous avons citée ailleurs :

« On ne peut plus mettre en doute aujourd'hui que le germe « n'est point une simple miniature des organes futurs, comme le « croyaient Bonnet et Haller, car les rudiments des organes ne « deviennent pas visibles par l'effet seul du grossissement ; ils ont

« un assez grand volume dès leur première apparition ; mais ils « sont simples, de sorte que nous voyons les organes complexes « naître peu à peu d'un organe primitivement simple. » (*Manuel de Physiologie* de J. Mueller, édit. française de Jourdan et Littré, t. I, p. 21.)

On pourra se retrancher derrière l'objection suivante, qui ne laisse pas que d'être spécieuse.

On me dira que le germe cosmique dont je parle ne pouvait donner, conformément à l'analogie sur laquelle se fonde mon hypothèse, qu'une seule et même espèce vivante, les germes que nous connaissons étant tous exclusivement propres à une seule et même espèce déterminée, respectivement, le germe pigeon à l'espèce Pigeon, le germe prunier à l'espèce Prunier, etc. Je réponds :

Chaque germe spécifique, soit dans le règne animal, soit dans le règne végétal, donne naissance à des formes *simultanées* multiples plus ou moins différentes et quelquefois très-différentes entre elles, et, qui plus est, à des formes *successives* différant quelquefois les unes des autres de toute la différence qui sépare les espèces, les genres, les ordres et les classes elles-mêmes. C'est ainsi que d'un seul et même germe d'homme sortent une tête, un tronc, des bras, des jambes, un cerveau, un cœur, des poumons, un foie, un estomac, etc., etc. ; et c'est ainsi encore que du même et unique germe renfermé dans l'œuf d'un papillon il sortira progressivement une chenille, une chrysalide, un lépidoptère, trois organismes entiers qui ont entre eux une dissemblance profonde. Eh bien, je vous le demande, pourquoi l'œuf cosmique de notre globe ne porterait-il pas dans son germe toutes nos espèces animales et végétales, vivantes ou fossiles, comme autant de formes simultanées ou successives d'un grand organisme collectif ?

A cette vue peut-on opposer aucune raison scientifique? Je ne le crois pas.

Si la perpétuation des espèces par voie de génération ne doit pas être considérée comme un miracle permanent, leur formation originelle peut aussi dès lors se concevoir sans miracle, car il nous est possible de la ramener à un fait d'évolution organique.

Et maintenant, comment la théorie de cette production des espèces, qui la réduit à une œuvre de germination, peut-elle se concilier avec la thèse du transformisme attribuant la diversification des formes spécifiques à des accidents modificateurs survenus dans le monde ambiant? Si les différents types de la série animale et végétale se produisent régulièrement et nécessairement comme effets d'une loi de développement prédéterminée, ainsi qu'il en est de tous les embryons, ne faut-il pas cesser de rattacher cette production à des causes déterminantes externes, contingentes, accidentelles? Nous allons voir.

De même que Montaigne a dit : *Les monstres n'en sont pas à Dieu*, à notre tour nous dirons qu'il n'est pas d'accident et de contingence à Dieu, c'est-à-dire à l'universelle loi. Le contingent, l'accidentel, de même que le monstrueux, ne sont tels, croyons-nous, que d'une manière relative et apparente; ce sont sans doute des dissonances, mais des dissonances qui concourent à former des accords dans l'harmonie d'une synthèse supérieure où nous n'atteignons pas, dont l'ensemble nous échappe encore. Et puis, n'est-ce pas une illusion de s'imaginer que les phases et les épisodes de l'évolution organogénique, tout prédéterminés soient-ils, se déroulent d'eux-mêmes, et uniquement par eux-mêmes, sans y être sollicités et sans être déterminés actuellement par certaines conditions adéquates du milieu? M. Ch. Robin a entrepris de nous guérir de ce préjugé; les études qu'il a entreprises dans ce but nous paraissent mériter les plus vifs encouragements. Voici quelques lignes de M. Littré où il résume les résultats généraux de ces recherches d'un ordre tout nouveau inaugurées par son savant ami :

« M. Ch. Robin, » écrit M. Littré, « dans un important mémoire

« que la *Revue* (*La Philosophie Positive*) vient de publier, a montré « que l'Embryogénie est une œuvre d'antécédent à conséquent; « c'est-à-dire que la partie préexistante produit, à l'aide de maté- « riaux apportés par la nutrition et ayant aussi leur manière « d'être, une nouvelle partie complétement déterminée par ce qui « la produit et par ce qu'elle est; cette nouvelle partie est de « la même façon, cause de la genèse d'une partie suivante, et « ainsi successivement, jusqu'au complément de l'être organisé. » (*La Philosophie Positive*, N° du 1er novembre 1869, page 354.)

Le beau problème que M. Ch. Robin a entrepris de résoudre est étudié en ce moment sous une autre face par M. Camille Dareste; les solutions partielles obtenues respectivement par ces deux habiles physiologistes sont également importantes, et elles se complètent et se confirment heureusement les unes les autres. Le savant professeur de physiologie de la Faculté des sciences de Lille a institué des expériences à l'aide desquelles il démontre que les milieux, en s'altérant dans leurs conditions normales, causent une altération correspondante dans le développement régulier de l'embryon, à tel point que l'ingénieux expérimentateur peut imprimer à l'organisme d'un oiseau, durant le cours de son évolution embryonnaire, telle ou telle difformité, tel ou tel caractère tératologique, en faisant varier localement la température ambiante en rapport avec les différents points de l'œuf en incubation. Une note sur ce sujet, présentée à l'Académie des sciences par M. Dareste, dans sa séance du 4 avril dernier, ne sera pas déplacée ici.

« J'ai lu devant l'Académie », dit-il, « dans sa séance du 24 « août 1868, un travail sur l'inversion des viscères et sur la possi- « bilité de sa production artificielle, travail dont j'énonçais ainsi « la conclusion : « Je puis considérer comme un fait acquis la « possibilité de produire l'inversion des viscères en continuant « l'échauffement de l'œuf, par un point déterminé de sa surface, « avec l'action d'une température ambiante relativement basse. »

« Mais je n'avais pu alors déterminer cette température qui con-
« court à la production de l'inversion. »

« Des expériences toutes récentes m'ont permis de déterminer « cet élément du problème. J'ai constaté, en effet, l'existence d'un « très-grand nombre d'embryons inverses dans deux séries d'œufs « que j'avais soumis à l'incubation, d'après le mode indiqué dans « mon mémoire, la température du point de chauffe étant main- « tenue entre 41 et 42 degrés, et celle de la pièce où se faisait « l'incubation subissant une oscillation de 12 à 16 degrés. « Ces « expériences, » ajoute M. Dareste, prouvent que les causes des « anomalies qui frappent l'embryon ne sont pas seulement des « causes perturbatrices, comme celles que je signalais l'année der- « nière, mais qu'elles sont aussi des causes déterminantes. »

Le mode, les formes de développement de l'embryon, dans l'animal et le végétal individuel, étant déterminés d'une manière actuelle et efficiente par les influences du milieu (milieu intérieur ou milieu externe), le développement morphogénique de la série des espèces ne ferait, on le voit, que suivre la loi commune de l'embryogénie, si, comme le soutient l'opinion transformiste, les types spécifiques émanent les uns des autres par voie de modification et sous l'empire des influences diverses et mouvantes du monde ambiant.

Ainsi, prédétermination (mais prédétermination logique et éternelle) d'un plan germinal, et réalisation de ce plan par l'action morphogénique des circonstances agissant par voie de transformation, telle serait la grande loi de genèse régissant à la fois la production des individus et la production des espèces, et excluant, de part et d'autre, le miracle d'une création surnaturelle.

M. Paul Janet, dans une forte et savante étude sur les doctrines transformistes, est passé très-près, ce me semble, de la conclusion synthétique qui vient d'être indiquée; mais les préjugés de la philosophie classique l'auront détourné de cette heureuse solution. Le célèbre écrivain s'est exprimé ainsi :

« Eh quoi ! » dit-il, « il y a dans l'être vivant une puissance telle « que si le milieu se modifie, l'être vivant se modifie également pour « pouvoir vivre dans ce milieu nouveau ! Il a une puissance de « s'accommoder aux circonstances du dehors, d'en tirer parti, de « les appliquer à ses besoins ! Et dans une telle puissance vous ne « voyez pas une finalité ? » (*Le Matérialisme contemporain*, *op. cit.*, page 145.)

Ici l'esprit de M. Janet semble avoir été frappé un instant par cette vive lumière : à savoir, que dans le principe de la vie, dans l'être simple, dans l'Ame, ce τὸ ὄν, ce τὸ ἕν, ce τὸ θεῖον de la métaphysique grecque, c'est-à-dire dans l'Être proprement dit, est la fin et le commencement de tout, l'alpha et l'oméga, la raison suprême et l'explication dernière des choses.

Mais comment un préjugé traditionnel, qui a le pouvoir d'enténébrer les plus lucides intelligences, les empêche-t-il de comprendre que ce principe absolu, en qui réside toute causalité première et toute finalité dernière, n'est pas un moi unique placé en dominateur au-dessus et en dehors de l'Univers? comment des penseurs indépendants et subtils, tels que M. Janet, se laissent-ils décevoir jusqu'à ce jour par une illusion réaliste qui leur fait prendre l'*unité* en tant que *qualité* commune à tout ce qui est *un*, c'est-à-dire *simple*, pour un Un unique, qui serait différent et à part de tous les autres ! Quelle erreur, quelle funeste erreur ! funeste dans les sciences, funeste en politique, funeste en morale ! Non, l'un est partout, l'un est tout; et ceci, dit sans métaphore, signifie que l'Univers entier, que toute la Substance, se résout en uns, autrement dit en *Monades*, en *centres dynamiques*, en *centres psychiques*, en chacun desquels réside entièrement l'éternelle essence, l'universelle loi, la cause infinie.

FIN.

TABLE DES MATIÈRES

Corbeil, typ. et stér. de Crété fils.

www.ingramcontent.com/pod-product-compliance
Ingram Content Group UK Ltd.
Pitfield, Milton Keynes, MK11 3LW, UK
UKHW022058190726
13855UKWH00002B/540

9 782012 997813